だいわ文庫

「すぐ疲れる」が治る本

杉岡充爾

大和書房

「朝（夜）だけは元気いっぱいだ」
「最近、やけに手足が冷える」
「特に忙しくないのに、疲れが抜けない」
「病院に行っても、異常なし、と言われる」

そんな人は、次の質問に答えてください。

【20の問診】

□肌のかゆみが出やすい
□太りやすく、やせにくい
□お風呂に入っても足先が冷える
□手のひらや指先の赤みが強い
□最近、しみが目立つようになった
□頭痛持ちである
□以前は軽々持てたものも重く感じる
□くるぶしがむくむ
□昔と比べて風邪が長引きがち

□朝、目の下が腫れている（クマがある）
□花粉症に悩まされている
□フルーツをよく食べる
□肩こり、首のコリがある
□虫歯や歯槽膿漏など歯のトラブルがある
□他人に対してイライラが増えた
□自分の時間があまりない
□朝一でも全力で活動を開始する
□深夜ほど良い仕事ができることが多い
□食事のタイミングが不規則
□職場やプライベートで人間関係に不満がある

ご回答ありがとうございます。

実は、問診票のチェック数は、「隠れ疲労」レベルと関係しています。

☆1～5個　⇓　「隠れ疲労」レベル1
☆6～10個　⇓　「隠れ疲労」レベル2
☆11～15個　⇓　「隠れ疲労」レベル3
☆16～20個　⇓　「隠れ疲労」レベル4

みなさんはいかがでしたでしょうか？　「隠れ疲労」レベルが4だった人は、しっかりと対策をとっていただければ、あせることはありません。

そして、「隠れ疲労」レベルが1だった人も、安心してはいけません。

少しの疲労でも、じわじわとあなたの体にたまっていくのです。

必要なのは、疲労に対して「正しい予防と回復」の方法です。

本書では、あなたを悩ます疲労から抜け出せる技術を、お教えしていきましょう。

はじめに

▼寿命を縮める「長くたまった疲れ」

「このところすぐ疲れるなあ」

「寝て起きても、まったく疲れがとれないんですよ」

「人間関係のストレスで、最近は気持ちも滅入《めい》っています……」

本書を手に取ってくださったあなたは、程度の差こそあれ、おそらくは「疲れ」からくる、このような悩みを抱えていらっしゃるのではないかと思います。


まずハッキリさせたいことが、1つ。

「疲れたぁ〜」と感じたときに起こっている現象は、あなたが考えているほど、

決して軽い問題ではありません。

「疲れ」とは、心身が危険な状態になっていることを知らせるサインです。

２０１６年、イギリスのアバディーン大学による、ある調査結果が発表されました。

疲労が健康に及ぼす影響について、ノーフォーク州30万人を対象になんと16年間追跡調査したものですが、それは「疲労は寿命を縮める」と結論付けられたのです。疲労の強い人は死亡率が１・４倍に増え、その死因として心臓血管病が多かったといいます。

疲労は時として、人の生き死にさえ関わってくるほどの重大事なのです。

私は、約20年にわたり救急医療の医師として、働き盛りの人がある日、突然バッタリと倒れる、というケースを嫌になるほど目にしてきました。

その中には残念ながら助けられずに、いわば「疲労死」で亡くなる人もいらっしゃいました。

「多くの人がこんな状態にまで疲れをためる前に、何とかしなければ」

そのような思いから、私は現在、循環器内科の専門医として、「疲労死」に至る前の段階の患者さんを診ています。また、働き盛りの世代や個人事業主向けに予防医学のセミナーも開いています。


もちろん「疲労死」という病名はありません。

多くの突然死の、直接的死因は「心臓発作」となります。

しかし、**救急医療に携わってきた身から長年考え続け、世界の最新研究を踏まえた結果、その心臓発作の発端は、気づきにくい「小さな疲労」なのです。**

人間は仕事やプライベートでのストレスで疲れると、身体が緊張します。

それは自律神経が大きく関わっていることです。

通常、緊張時は「交感神経」、リラックス時は「副交感神経」と、自律神経は二系統で身体の血流やホルモンバランスを整えています。

しかし、疲労が重なってくると、緊張状態が続き、血流もホルモンバランスもどんどんと崩れていってしまいます。

すると、心臓の血管が極度に緊張してしまった状態になり、突然血管が詰まる。

これが「疲労による心臓発作」のプロセスです。

実際、韓国産業安全衛生公団によれば、113人のシフト制労働者の疲労感の上昇、集中力低下と尿中アドレナリン濃度に相関があると報告されています。

つまり、疲労が増していると交感神経が緊張しやすくなるということです。

このことを踏まえると、近年では自律神経への理解がようやく浸透し始めていることは、非常にうれしい限りです。

▼自律神経の乱れに隠れた「重要なホルモン」

ですが、その陰に隠れてしまっている大きな問題があります。

それは、ある重要なホルモンの存在です。

それこそが、**「コルチゾール」と呼ばれ、疲労回復に大きな役割を担っている抗ストレスホルモンです。**

人間の体の中には、この抗ストレスホルモンを貯蔵する〝タンク〟が存在します。

それは、腎臓の上に小さく乗っている**「副腎《ふくじん》」**という臓器。

そして、疲労が蓄積している人は、その〝ホルモンタンク〟が枯渇《こかつ》しかかっているのです。

この〝ホルモンタンク〟が減っていると、どんなに寝ても、ストレスはたまるばかり。疲労が蓄積され、場合によっては心を病んでしまったり、最悪、心臓病など命の危険さえも招きます。

2010年には、イギリスのエジンバラ大学によって、抗ストレスホルモンの値が低い状態で心筋梗塞になると、その後30日で亡くなる可能性が高い、という調査結果も発表されています。

いくら休んだつもりでも抗ストレスホルモンがうまく分泌《ぶんぴつ》されていなければ、また同じような「疲労困憊《こんぱい》」状態になってしまうのです。

▼一日でも早く〝ホルモンタンク〟充実生活を

逆をいえば、〝ホルモンタンク〟を浪費せず、抗ストレスホルモンをうまく補充・分泌できれば、疲労もなくなり、ひいては身も心も軽くなっていくのです。

本書は、**〝ホルモンタンク〟を枯渇させないための手引き**です。

〝ホルモンタンク〟の減り加減は、肌のハリや乾燥に表れますが、そうした「肌からわかる疲労のサイン」の見分け方と、初期段階での対処法からご紹介します。

いわゆる疲れといわれる「身体疲労」、さらにはストレスを受けて脳の思考力が落ちてしまう「脳疲労」に対しての具体策をお伝えしたいと思います。

最後に、多くの患者さんが間違っていたり、悩んでいたりする「疲れ」への疑問にお答えしていきます。

ぜひ、本書を毎日の生活の中で応用していただき、「〝ホルモンタンク〟満タン」の生活を送ってほしいと願っております。

杉岡《すぎおか》 充爾《じゅうじ》

［目　次］

第1章　抜けない疲れの原因は〝ホルモンタンク〟

第2章 〃ホルモンタンク〃の浪費は、弱った肌から

第3章 しつこい「身体疲労」を消す生活

第4章　人生を左右する「脳疲労」を防ぐ

第5章 コレはどっち!? 疲れがたまる生活・なくなる生活

第1章

抜けない疲れの原因は〝ホルモンタンク〟

〝ホルモンタンク〟の枯渇が、疲れの悪循環へ

▼〝貯蔵量〟には個人差がある

心身にストレスを受けると、それを除去したり、身体のあらゆる炎症を抑えたりする作用も持つ「治療のエキスパート」がいます。

それが腎臓の上に小さく乗っている「副腎」から分泌される「抗ストレスホルモン（コルチゾール）」です。

「疲れても、ひと晩眠ればスッキリ！」というのは、実は抗ストレスホルモンが十分作用し、身体の疲れや炎症を治してくれているからなのです。

この働きは非常にありがたいのですが、残念ながら抗ストレスホルモンの量に

は限界があります。

よくある、水などを入れる「タンク」をイメージしてください。

実際に体内にタンクが存在するわけではありませんが、抗ストレスホルモンも、似たように〝貯蔵量〟が設定されています。

私は、患者の皆さんにわかりやすくご説明するため、それを〝ホルモンタンク〟と呼んでいます。

ただし、〝ホルモンタンク〟の容量は、一人ひとり違います。

残業が毎日のように続きストレスを受ける時間が長引くと、〝ホルモンタンク〟は大量に消費され、ほかの体内の炎症抑制などに回す分の余裕がなくなってしまいます。

たとえば毎日、長時間、仕事などで気を遣い続けている人が、ずっと疲れた状態から解放されないのは、こうした〝ホルモンタンク〟の枯渇が理由なのです。

抗ストレスホルモンは、もちろん睡眠などの休息をとれば、ある程度回復していきます。

明け方から目覚めるまでの間に、大量に分泌されるからです。

けれども起きて会社に行けば、やはりそこで私たちはストレスを感じる生活を強いられます。

仕事に限らず、家庭でも、小さなお子さんの育児や年をとった親の介護など、問題を抱えるケースが増えてきています。

そうしたストレスにも、もちろん〝ホルモンタンク〟は消費されるため、**現代は、いわば〝ホルモンタンク枯渇時代〟といっても過言ではありません。**

「思い切って少し長めの休みをとろうかな？　いや、でもそれは今、できないなぁ……」

こう考えてしまっていると、疲労はたまる一方。

▼疲れが抜けない現代を乗り切る

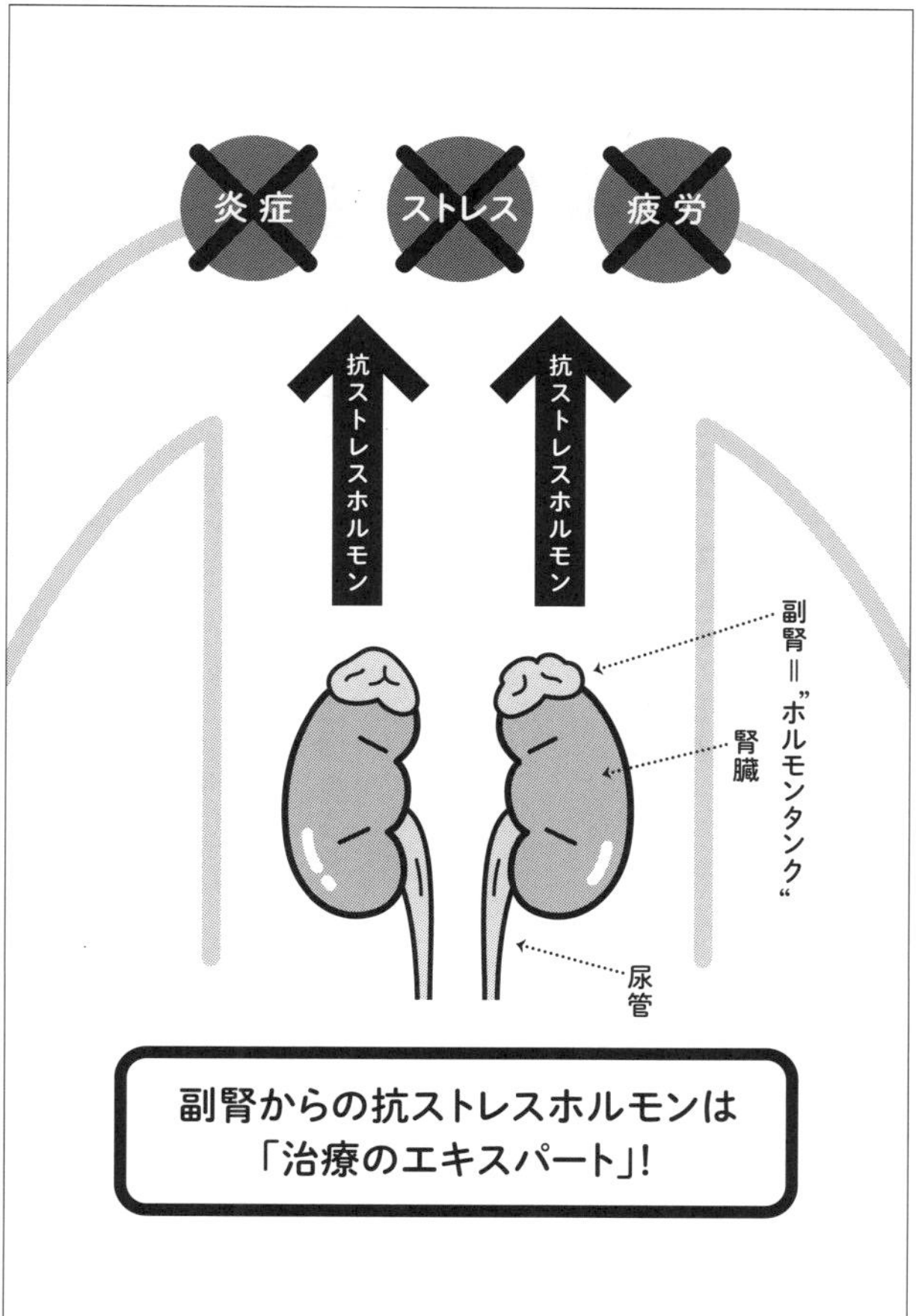
炎症
ストレス
疲労
抗ストレスホルモン
抗ストレスホルモン
副腎＝〝ホルモンタンク〟
腎臓
尿管
副腎からの抗ストレスホルモンは
「治療のエキスパート」!

やがて心臓などの内臓に問題が生じたり、心を病んでしまったり……現代社会で私たちは、大きな悪循環に放り込まれてしまっているわけです。

たとえば、2008年にはブラジルのカンピナス大学は、「うつの人の唾液内の抗ストレスホルモンの値が低い」という研究を発表しました。

このことからも、疲労と抗ストレスホルモン、そしてうつ状態は大きく関係していることがわかります。

けれども解決策はちゃんとあります。

というのも、私たちに「疲れ」を生じさせるのは、心身へのストレスだけではありません。

間違った食事であったり、日常生活のさまざまな習慣も、じつは〝ホルモンタンク〟を消費させる要因になっているのです。

食事や生活習慣を変えていくことで、私たちは心身の疲労を抑え、〝ホルモンタンク〟の枯渇を抑えることができます。

普段通りでも、体はどんどん疲れていく

▼いつもの仕事で疲れるのはなぜ？

世の中には、朝から晩までフル回転で仕事をしていても、ずっとイキイキしていて、まったく疲れているように見えない人もいます。

その理由は、疲労とストレスの違いによるものです。

つまり頭脳や筋肉を酷使し、疲れは生じていても、それがストレスになっていないことがある。

ストレスを感じないのであれば、〝ホルモンタンク〟は著《いちじる》しく消費されません。

それは誰しも、経験があるのではないかと思います。

同じ時間の仕事をしていても、楽しく仕事をしているのであれば、疲労感はほ

とんど覚えないでしょう。気づいていたら時間が経っていた、ということがほとんどだと思います。

一方で、イヤイヤ仕事をやらされる状態であれば、集中力は途切れ、「いつ終わるんだ、この仕事！」と、イライラし続けることになるでしょう。

そんなとき、〝ホルモンタンク〟は、激しく消費されることになるわけです。

２０１８年、ベルギーのゲント大学を中心として１７２人を対象に行った研究では、ストレスが増えると尿中の抗ストレスホルモンが増加し、反対に目的や意義を感じながら活動すると、それらは低下する傾向にあると結論付けています。

▼モチベーションも〝ホルモンタンク〟消費を左右

こう聞くと「仕事による疲労感は、仕事内容を変えない限り、ずっと消えないのでは……」と思うかもしれません。

しかし、必ずしもそうではないのは、単純な運動をしたときのことを考えればわかります。

じつは同じ運動をした場合でも、心地よい疲労を感じるときもあれば、疲れが翌日まで続くようなこともあります。

運動を習慣づけている人なら、よくご存じでしょう。

これは「その運動にどう取り組むか」というモチベーションや、運動するときとしないときのメリハリによっても変わってきます。

ということは、運動前の心のもちようや、気持ちの切り替え方で、ある程度ストレスをコントロールすることはできるわけです。

また、〝ホルモンタンク〟が枯渇した状態で運動をすれば疲労感がたまっていきます。

しかし、**うまく抗ストレスホルモンを〝ホルモンタンク〟に補充してから運動をすれば、快適な状態で体に適切な負荷をかけることもできるでしょう。**

同じことはやはり仕事にもいえるわけです。

緊張度の高い仕事や、イライラを生じさせる仕事でも、〝ホルモンタンク〟のコントロールによって、私たちは疲労感を抑えることができます。

〝ホルモンタンク〟の基礎知識

▼ストレスを感じた瞬間、反応する

医学用語で「コルチゾール」と呼ばれる抗ストレスホルモンは、「スーパーホルモン」などとされ、アメリカの抗加齢医学会でも以前から注目されています。

抗ストレスホルモンは、最初にお伝えしたように、腎臓の上に乗っている「副腎」という小さな臓器に蓄えられているステロイド系のホルモンです。

肉体の疲労に関しても、精神的な疲労に関しても、ストレスを感じたら、すぐに分泌されます。

たとえば、運動で息があがっているとき、体内では「活性酸素」というものが発生しています。

この活性酸素は「体を錆《さ》びつかせる物質」であり、ガンなどの要因になるもの。放っておくとひどく危険な状態になるものです。

だから**副腎はすぐ抗ストレスホルモンを分泌し、疲労やストレス、炎症を取り除いて心身を安定させようとするわけです。**

私たちが生きるために、抗ストレスホルモンは絶対不可欠なものです。

先ほど「ステロイド系」という言葉を使いましたが、「あれ？　聞いたことがあるぞ」と思った人もいるはず。

ステロイドとは、アトピー症状などで処方される塗り薬などで、よく使われる成分で、代表的なホルモンにアドレナリンやドーパミンなど、いくつかの種類があります。体に負荷がかかったとき、これを取り除いてくれる薬として使われます。

ステロイド剤は医療の世界では普通に使われ、アトピー以外にも喘息《ぜんそく》発作が出たときに使う吸入器などにも使われています。

これも激しい発作で強くかかったストレスを瞬時に和らげ、肉体を落ち着かせる効果があるわけです。

病院では心身にかかったストレスをまずは取り除くために使われる傾向があります。

▼やる気はあるけど動けないことも

抗ストレスホルモン（コルチゾール）は、「副腎」という器官から血管を通し、体中に運ばれていきます。

抗ストレスホルモンの貯蔵場所、私が〝ホルモンタンク〟と呼んでいる場所も、その副腎を指しています。

過度なストレスで〝ホルモンタンク〟が酷使され続け、ついに副腎が抗ストレスホルモンをつくれなくなり、「タンク」が空になった状態。

この状態を「副腎疲労」と呼びますが、これこそが**「抜けない疲れ」の正体**なのです。

副腎疲労によって抗ストレスホルモンが分泌されず、だるさがずっと残り、頭がボーッとして何も考えられなくなったり、最悪の場合は過労死が起こったりします。

たいがい「疲れがとれないんです」と病院にいけば、「しばらく休んでいましょう」とか、胃の検査をして胃潰瘍《いかいよう》の薬を飲まされたり、あとは心療内科を紹介されるケースがほとんどです。

けれども、それでは慢性的な疲労は、まったく解決されません。

最近は私のところにも、「疲れが取れないので調べてほしい」ということでいらっしゃる患者さんが増えています。

「疲れがひどい」と訴える人もいれば、「おなかの調子が悪い」とか、「心療内科でうつと言われたのだけど、薬が効かない」という人もいます。

また、小さい子どもがいる女性で、「子供に何かしてあげたいんだけど、夕方まで体が動かない」と訴える人も増えています。

調べると、その多くが副腎疲労に陥《おちい》っています。

副腎疲労の場合、「何かをしたい」という気持ちはあるのです。

だから、「やる気はあって、仕事でも家事でも、今すぐにでもやりたいと考えている……。なのに、やろうとすると、体が疲れていて動かない」という状態だと、実は〝ホルモンタンク〟が枯渇している深刻な副腎疲労の一歩手前といえます。

▼深刻になる前に、自分で予防できる

じつは「うつ」と診断された患者さんでも、副腎疲労が原因だった場合、副腎に十分な栄養を与えてあげれば、うつ状態は治っていきます。

そんな患者さんを私は何人も見てきました。

さらに加えると、深刻でさえなければ、〝ホルモンタンク〟が枯渇している副腎疲労はある程度、予防もできるし、自分で改善していくこともできるのです。

決して対処が難しい症状ではないのですが、まだ認知度が低く、専門医も少ない状態です。

抗ストレスホルモンの分泌量や持続時間には個人差があり、ストレスに強い

人は〝ホルモンタンク〟が長持ちするし、ストレスに弱い人は分泌量も少なく、〝ホルモンタンク〟も減りがちです。

副腎疲労に陥ると、その分泌量はさらに少なくなるでしょう。

しかし、同じストレスがかかっていても、抗ストレスホルモンの分泌量は、多かったり少なかったりと、変化が生じることもわかっているのです。

これは自動車の運転の仕方によってガソリンの燃費が変わるように、乱れた抗ストレスホルモンの分泌も個人生活習慣で改善できることを示しています。

肌は疲れを映し出す〝鏡〟

▼万病のバロメータ「身体疲労」

「疲労」の現れ方は3つあります。

まず、一番わかりやすい身体の疲れ。

疲れている状態のとき、私たちの体の中では、多くのエネルギーを抗ストレスホルモン生成に集中させ、回復を図ろうとするメカニズムが働きます。

その際に、細菌が入ってきてしまうと、これを駆除しようとする免疫機能には、エネルギーが行き渡らなくなるわけです。

2007年にマイアミ大学のナンシー・クリスマス博士は、**慢性的な疲労によって、ナチュラルキラー細胞という免疫細胞の機能が低下する**ことを証明しました。

疲れがたまることによって、風邪を引いたり、感染症にかかったりするのはこのためです。

これに加えて、疲れによるストレスから胃潰瘍を起こしたり、脳卒中や心臓発作を起こしたり……。

これら身体に生じる疲労を、「身体疲労」と呼んでいます。

当然ではありますが、身体疲労を改善させると、当然、あらゆる病気が予防でき、健康的でイキイキとした肉体を取り戻すことができるでしょう。

▼意欲減退を引き起こす「脳疲労」

次に脳ですが、ストレスを除去できないことで、うつなどの神経症状が出てきます。

しかし症状はそれだけでなく、疲れがたまれば脳内で行なっている様々な処置が滞ってしまい、モチベーションや集中力の低下から、最悪の場合はアルツハイマーといった症状が起こってくる可能性が高まるわけです。

２０１７年、フランスのピュルパン大学病院は、「疲労感と、アミロイドβタンパク（アルツハイマーの原因物質）の増加に関連があった」と報告しています。疲れは確実に脳の機能を脅かすのです。

こうした疲れによる脳機能の低下を「脳疲労」と呼んでいます。

脳疲労を改善させると、ふだんのやる気は高まり、仕事に集中できるし、さまざまなアイデアも溢れ出るようになるでしょう。

それは仕事の成果を向上させるだけでなく、物事を前向きに考えられるようになり、人生を大きく変えるマインドチェンジにつながっていくはずです。

▼すべての疲労は「肌」に現れる

そうした二つの疲労のサインはどこに現れるのか。

それが、「肌」です。

疲労によりストレスが解消されない影響は、私たちの肌にも現れてきます。

疲れると顔色が優れなかったり、目にクマなどができたり……。

これらは典型例ですが、ひどくなるとアトピーのような症状が出ることもあります。また、皮膚の老化やシワも、〝ホルモンタンク〟の枯渇が原因になっていることも多いのです。

肌は、身体と脳の疲れ、そしてその原因である副腎疲労を教えてくれる大きなサイン。

そのプロセスは、また追って、詳しくご説明したいと思います。

「ボーっとする」は、最悪の状態

▼〝ホルモンタンク〟枯渇で、頭が働かなくなる

「肌に副腎疲労のサインが現れる」と述べましたが、もっと深刻な状態になっていたら肌どころではありません。

まず、自分が最悪の状態になっていないか、確認してもらいたいと思います。

それは、**「ブレイン・フォグ」**という状態になっていないかどうか、ということ。

まず「朝起きても、疲労感が残っている」という状態は、まさしく副腎疲労の疑いがあります。

というのも、「ひと晩寝て起きる」というのは、多くの生物にとって疲労回復の目的で行なわれる行為であり、起きたら体がリセットされていることが自然の状態であるわけです。

それができていないということは、間違いなく体には何らかの異常が起こっていることになります。

2013年には、イギリスのサウサンプトン大学も「疲労感の強い人（慢性疲労）は、朝の抗ストレスホルモンの分泌量が少ない」という研究内容を発表しています。

そして集中力がなくなり、「気づいたらボーっとしてしまう」状態に陥る。医学的には、〝脳に霧がかかった状態〟ということで、「ブレイン・フォグ」と呼ばれています。

この「ブレイン・フォグ」は脳に相当な疲労が蓄積されることを示す徴候で、〝ホルモンタンク〟が枯渇しかかっている副腎疲労の疑いが、かなり濃いことを示すものです。

多くの人は、「疲れているせいで一瞬判断力が鈍る」というのはご存知の通り。ところが副腎疲労が進んでしまうと、この「ブレイン・フォグ」が、常に続いている状態になるわけです。

2013年、ニューヨーク医科大学は「MRI検査の結果、慢性疲労は脳のエネルギーを多く消費し、それがブレイン・フォグと関係している」と発表しました。

このような状態になれば、当然、仕事にはミスが起こるし、イライラして思考ができなくなります。

正しい判断ができず、冷静さを失っているものですから、物事を深く考える前に周囲の人間に当たったり、叱りつけたりすることも起こってきます。

当然ながら仕事にもいい結果は出ず、ますます心理的なストレスを与えることが起こる……と、悪循環に陥っていくわけです。

ブレイン・フォグはよく加齢のせいにされますが、そうではありません。私のもとへ訪れる患者さんでも30代でこの症状がみられた人もいます。

▼原因不明の背部痛も……

脳疲労は、身体疲労にもその兆候が見られます。

よく「肩こり」や「腰痛」を疲れによるものと解釈している人がいますが、専門医の立場からすれば、これは別の要因です。

首から背中にかけての、いわゆる「背部痛」が出てきたら、これは副腎疲労の症状の一つ。

「背部痛」はひどくなると、背中が重くなり、まるで板が1枚入っているかのように、固くなって動きにくくなります。

これは、ホルモンバランスが狂って、脳に負担がかかるからです。

ですから、脳が疲労を蓄積しすぎると、首や背中の諸症状につながるのです。

逆をいえば、首や背中の筋肉が固くなることで、脳への負担が大きくなる悪循環も起こります。

2016年、ベルギーの健康調査機関やベルゲン大学などが中心となって行った調査では、背部痛が強くなると抗ストレスホルモンが大量に分泌され、それでもさらに背部痛が続くと、抗ストレスホルモンが尽きてしまい、疲労がたまるということがわかりました。

この背中や首の痛みは、放っておくと、脳に老廃物がたまったりする理由にもなります。

一刻も早く、〝ホルモンタンク〟を満タンに、副腎疲労を改善する必要があります。

好き放題の〝応急処置〟で疲れが深刻化

▼間違いすぎている疲労回復のコツ

「疲労がたまらない身体にする」

「〝ホルモンタンク〟を浪費しない」

そうはいっても、今の世の中で「疲れていますか?」と聞けば、多くの人が「疲れています」と答えてしまうような生活をしています。

では、さらに「疲れたときに、何をしていますか?」と聞けば、栄養ドリンクを飲んだり、なんとなくスタミナがつきそうな食事をしたり、好きなだけ寝たり
……ということばかり。

これは専門医の私から言わせれば、**自分の好き放題〝応急処置〟をやっている**

だけに過ぎません。

むしろ、こうした〝応急処置〟が、結果的にさらなる重い疲労を招くこともあることを知っていただきたいのです。

▼甘いものは、疲れた脳と体に無理をさせる

たとえば「甘いものを食べると疲労回復する」という話。

詳細は後ほど述べますが、多いのはドリンク剤からお菓子の類いまで、とにかく「甘いものを食べたくなる」ということ。

将棋の棋士などが、よくケーキを食べながら対局している、なんて話も聞きますよね。

それは、血糖値が上がると一時的に脳の中でベータエンドルフィンという脳内麻薬のように作用する快楽物質が増えるため、一時的に疲れを忘れる状態になります。「ブレイン・フォグ」で思考力が低下した脳も復活しますから、体のほうも糖分を要求するわけです。

けれども、これはあくまで〝カンフル剤〟としての使い方にすぎません。

これを習慣づけてしまうと、普通の人は「疲労体質」に陥ってしまいます。

糖分は決してホルモンを新たに生成するわけでなく、むしろ枯渇している〝ホルモンタンク〟から、無理してギュッとホルモンを絞り出す作用を招きます。

結果、さらに副腎には負担がかかり、副腎疲労を増してしまうのです。

また糖分は脂肪となって体内に蓄積します。

そして、抗ストレスホルモンは、就寝中に脂肪酸を分解する作用があります。

脂肪が多くつく、つまり太っていることは、そうでない状態よりも、余計に〝ホルモンタンク〟を消費することになります。

おまけにメタボになりやすくなりますから、疲れたときに甘いものを食べても、一時しのぎで借金を増やす自転車操業と、そう変わりません。

▼塩分は、ただの焼け石に水

ほかにも疲れてくると、塩気の強いものが食べたくなる人もいます。

たとえば、外食で味が薄く感じることはありませんか？

抗ストレスホルモンは、体内でナトリウムなどのミネラルバランスを保っていて、塩分を貯め込む役目ももっています。

〝ホルモンタンク〟が枯渇すると、抗ストレスホルモンが不足し、その役目ができなくなる。

するとミネラルは、塩分となって尿とともに外へ出てしまうから、体は不足した塩分をさらに求めるようになるわけです。

当然、足りないものを補うだけの行為ですから、疲労が回復されるわけではありません。

栄養飲料にも塩分やミネラルが入っていますが、それらは疲れをとるための根本的な解決にはなりません。

▼疲れた体を〝絞り切る〟コーヒー

疲れてくると、コーヒーなどのカフェインでその場をしのいでいる人もいると思います。

これはカフェインがベータエンドルフィンを分泌させるからで、その効果によってストレスは一時的に緩和されます。

また、カフェインは糖分と同様、〝ホルモンタンク〟を強制的に働かせ、抗ストレスホルモンを分泌させる効果もあります。

ペンシルベニア州立大学の研究では、52人の健常者で実験したところ、カフェイン摂取で血圧と抗ストレスホルモン（コルチゾール）のレベルが有意に上昇したという報告がされています。

カフェインばかり摂取する習慣が続くと、「疲労回復にはカフェイン」という間違った意識が植え付けられるとともに、〝ホルモンタンク〟は酷使され続けることになります。

そして、副腎疲労が進んでしまっている人には、カフェインを摂らないと落ち着かない人が多いことも事実なのです。「カフェイン問題」は後ほどじっくりお話しします。

都会の明かりだけでも、"ホルモンタンク"は浪費

▼人の生活に「夜型」はあり得ない

抗ストレスホルモンは、朝にたくさん、分泌されます。

それは体を眠っている状態から起動状態にスイッチオンするため。

逆に夜になったら体を休めなければいけないので、午後からは分泌量が急激に落ちていくわけです。

次ページの図は、1日における抗ストレスホルモンの分泌量を示したものです。

このサイクルは、どんな人であっても生物学的に変わりありません。

ところが、世の中には「夜になればなるほど元気」という人が大勢います。

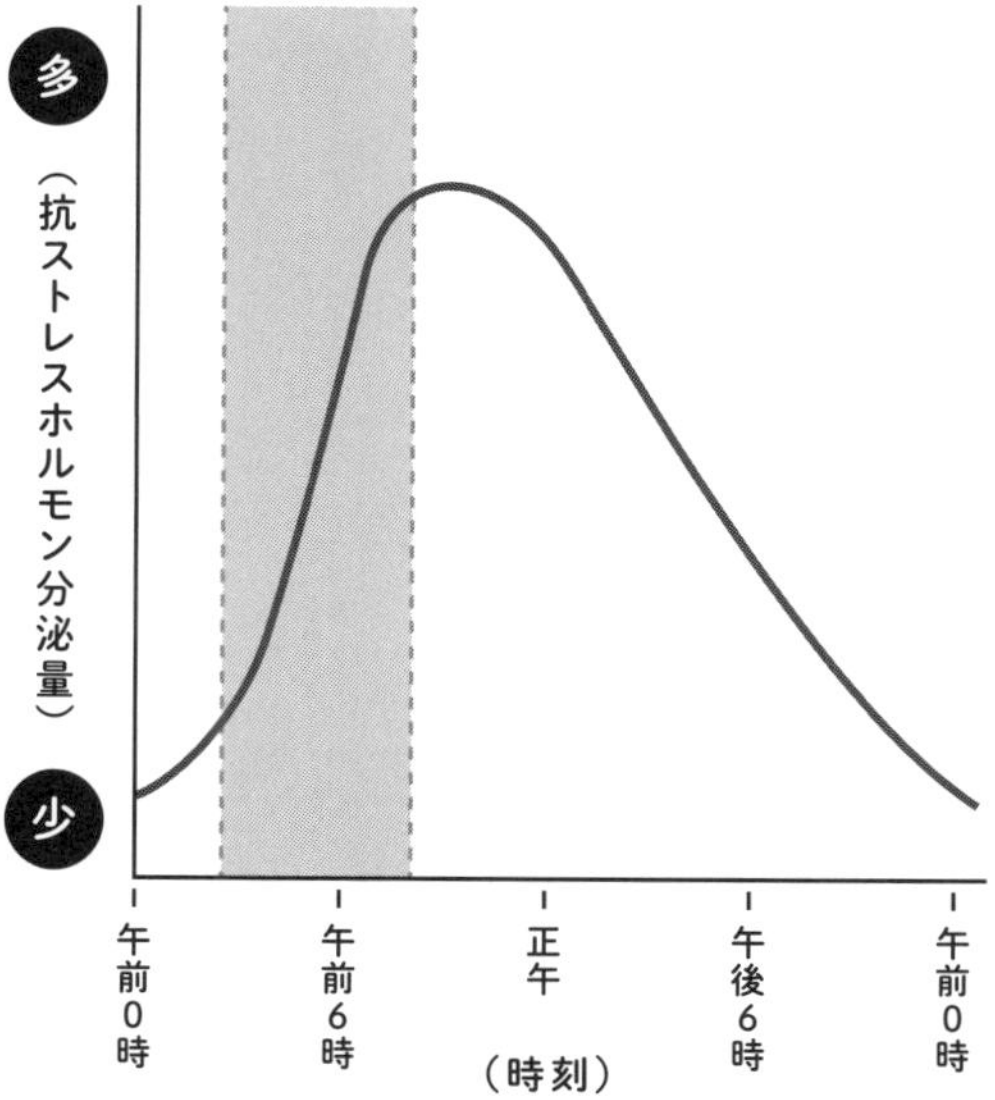

抗ストレスホルモンの
“ゴールデンタイム”は
早朝から起きるまでの時間

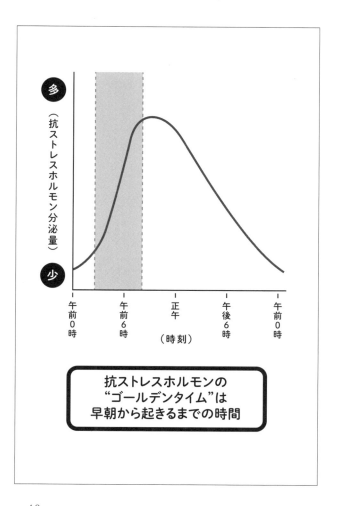

朝はそれほど早く起きないかもしれませんが、その代わり夜遅くまで働いていたり、飲み歩いて帰宅するのも午前0時を過ぎていたり。

あるいは深夜の2時とか3時までテレビを観ていたり、ネットをやっていたりするわけです。

おそらく「自分は朝型でなく、夜型人間だから」などと考えているのでしょうが、実際は〝ホルモンタンク〟にかなりの負荷がかかっています。

〝ホルモンタンク〟が枯渇する副腎疲労の徴候が出ている人を見ても、やはり生活の中心が、午前より午後にシフトしている人が圧倒的に多いのです。

そうした夜型生活だと、いったい何が問題なのか。

もちろん、何度も言っているように抗ストレスホルモンの分泌サイクルに反するのは間違いありません。

しかし、夜の街には、さらに疲労をためる要素が増えるからなのです。

それは「ジャンク・ライト」と呼ばれる、蛍光灯やＬＥＤなどの人工的な明かりです。近年、アメリカを中心に注目を浴び始めたものです。

これは「ジャンク・フード」と同じように、体に悪い光のこと。浴びるのはよくないということで、アメリカでは最近、遠赤外線を使ったライトが増えてきているようです。

電灯の灯りのほか、パソコンやスマホの光も、やはり「ジャンク・ライト」の一種です。

そしてこうした人口の光が、私たちの疲労を蓄積させているといわれています。

２０１７年には、フランスのロスチャイルド基金病院の研究チームは、思春期にエレクトリックメディアを多用することが、睡眠障害や疲労、昼間の眠気、行動障害、成績低下につながっていることを明らかにしています。

また、同年、イスラエルのハイファ大学によれば、19名の対象者に夜9時から11時までスクリーンのライトを見てもらう調査を行ったところ、睡眠障害と昼間の眠気が明らかに増えたということです。

▼疲れに導くジャンク・ライト

太陽の光はホルモンバランスに関係しています。

それが、いまや朝起きた瞬間から就寝直前までずっとジャンク・ライトを浴び続けているとすれば、とんでもないことです。

就寝のリズムは乱れ、抗ストレスホルモンの分泌サイクルは大きく乱れます。太陽と人工的な明かりでは、色も強さも明確に違います。

とくに都会で生活をしていると、人によっては「閉め切った部屋から地下鉄で通勤し、オフィスから一歩も出ずに、暗くなるまでデスクワーク」と、ほとんど日光の下に出ないこともあります。

運動しようにも夜遅くジムで……と、自然を感じる機会がまったくありません。このような現代人の生活が、疲労を増幅させているのです。

それを防ぐためにも、特に眠る2時間前には、つける電球を減らすなど光量を落とし、可能なら暖色のライト中心にしましょう。

column 1

副腎疲労が招く最悪の「アジソン病」

副腎疲労の恐ろしさを象徴する事例として、医学の世界では「アジソン病」という病気が知られています。

アジソン病は感染症の一種らしく、アフリカに多く見られます。ストレスによる疲れが原因ではありませんが、その症状は副腎疲労にそっくり。

つまり副腎から抗ストレスホルモンであるコルチゾールがほとんど分泌されなくなり、慢性的な疲労状態に陥ります。

この病気にかかった患者さんは、うつ病とほとんど同じ状態で、気力はまったく出ず、食欲も減退。

やがて外出もほとんどできなくなります。

ホルモンが原因ですから、抗うつ剤もほとんどきかず、やがて痩せ衰え、生命維持すら困難な状態になってしまうわけです。

〝ホルモンタンク〟の不足は、困ったことに検査ではなかなかわかりにくいことです。アジソン病の末期になると、血液中からもほとんど抗ストレスホルモンが検出されなくなります。

しかし副腎疲労の段階では、〝ホルモンタンク〟である副腎が空っぽに近くなっても、血液にはまだホルモンが残っています。

だから血液検査で、副腎疲労の傾向はほとんど発見できません。唯一、見つけられるのは唾液を分析することですが、日本ではこの検査ができません。ですから心療内科で「うつ」の診断を受けた人にも、本当は副腎疲労の状態にある人も多くいる可能性が高いのです。

しかも抗ストレスホルモンが体に与える影響はわかりにくく、同じ分量であっても元気な人がいれば、ほとんど効いていない人もいる。あるいは以前まではまったく大丈夫だったのに、急に同じ量で効かなくなってしまう人もいる。

だから医学的な治療というのも、かなり難しいのが現状なのです。

そうなると副腎疲労に対抗するには、体質改善をして副腎の健康を守り、抗ストレスホルモンがたまりやすい体を自らつくっていくしかありません。

もちろん「ストレスに強い心や体をつくる」ということも重要ですが、それ以上に、外部からストレスをあまり受けないライフスタイルを組み立てていくことも重要でしょう。

第2章

〝ホルモンタンク〟の浪費は、弱った肌から

すべての疲労は、「肌」が教えてくれる

▼〝ホルモンタンク〟枯渇で細部の血流が滞る

疲れというのは、肌にダイレクトに現れます。

だから〝ホルモンタンク〟が枯渇し、ストレスをため込んだ結果、身体疲労や脳疲労を起こしていると、見た目よりずっと老けて見えてしまうのです。

一方で〝ホルモンタンク〟の貯蔵量をしっかりと維持し、疲労と無縁の生活をしていれば、生活だけでなく肌にハリが生まれ、年齢よりずっと若く見えるようになります。

肌のハリはただのアンチエイジングという意味以上に、疲労の蓄積度がわかるバロメータの役割を果たしているのです。

肌の色つやは、医学の世界では「血色」という言葉でよく言われています。血色がいい状態というのは、毛細血管がしっかり開いていて、血液の流れがいい状態です。

ところが疲労がたまってくると、老廃物が血流の中に多くなり、真っすぐの毛細血管が曲がったりしてくるのです。

これはBスキャンという専門機器で毛細血管を肌の上から検査するだけで、すぐにわかります（61ページ写真）。

毛細血管が曲がってくると、血管は一部分が太くなったり、また逆に一部細くなったりと、大きく蛇行《だこう》するようになります。

すると、血液が滞りやすくなり、次第に血管も茶色く変色してきます。

最終的には、皮膚をつくる細胞の1つひとつに、血液を通して運ばれる酸素や栄養が足りなくなり、やがて肌がくすんでくるわけです。

〝ホルモンタンク〟が足りないことは、こうした肌のサインでわかります。

▼シワは日光のせいだけではない

また、余談ですが、シワというのも実は疲労によって起こります。

もちろんシワは肌の老化によって生じるものですが、その原因には日光が関係しています。

日光はもちろん身体的にも精神的にも健康に欠かせない要素ですが、肌が日光に当たると、紫外線によって活性酸素が生じます。

つまり、日光はある意味、肌へのストレスとも言えます。

増えた活性酸素を除去するのにも抗ストレスホルモンが使われます。

これが、〝ホルモンタンク〟がすっからかんだと、対処できなくなります。

そして、肌には活性酸素が残り、やがてシワができる。

肌の色つやが悪くなり、くすみやシワができていく……。

こうした血液循環の負のスパイラルを生み出すのが、〝ホルモンタンク〟の枯渇なのです。

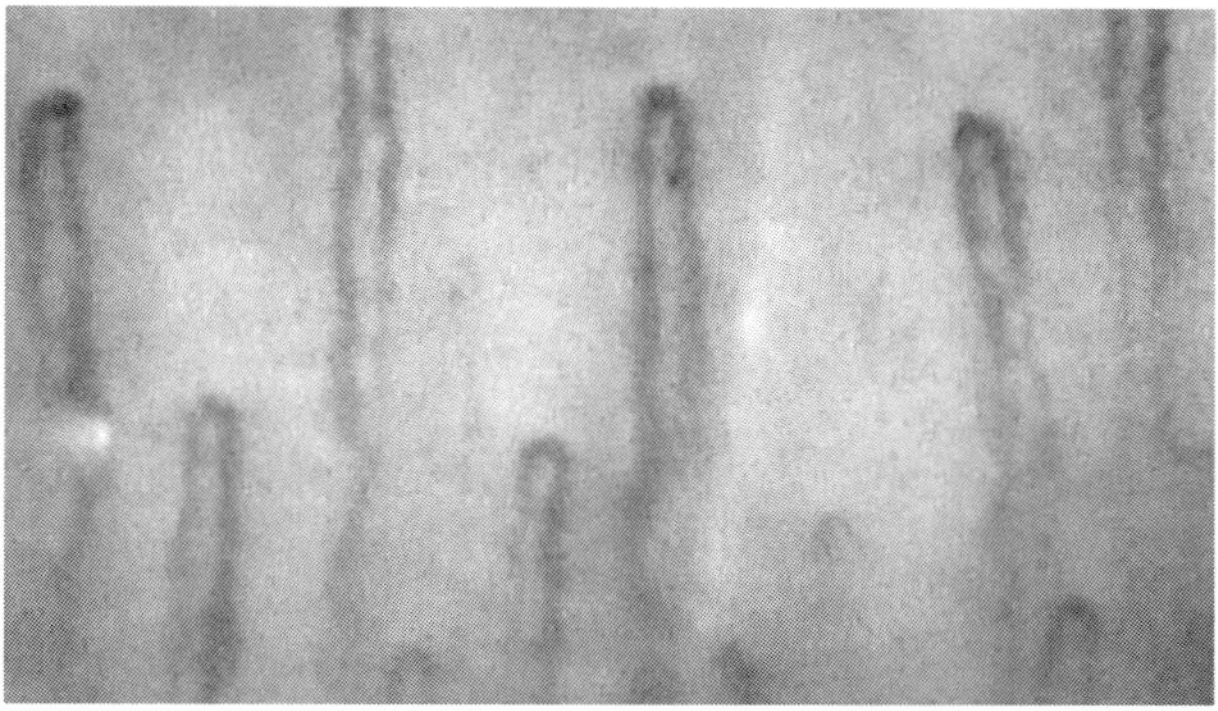

写真①：正常な毛細血管

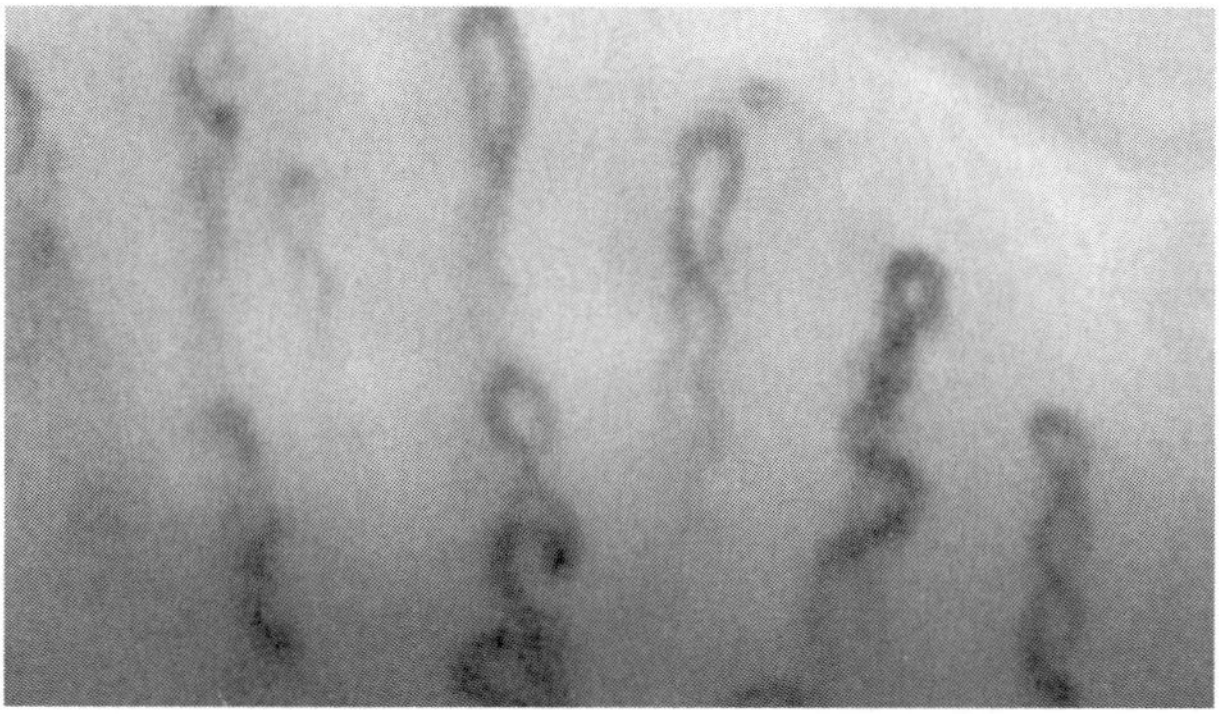

写真②：血流が悪い毛細血管

写真①（上）に比べ、写真②（下）の血管は老廃物の影響により、曲がり・蛇行が見られる

「冷え性」は、疲労蓄積の証拠

▼加齢と無関係に進む疲労

くすみや乾燥など、肌が疲労のサインを出している段階では、それほど疲れを自覚していないことがほとんどです。

それは、疲労というよりも、「年をとったなぁ」と加齢のせいにしてしまう人がとても多いからです。

しかし、先ほども申し上げたように、もちろん肌の疲労も他の疲労と同じように、〝ホルモンタンク〟の不足によって起こります。

しかも、それは身体疲労や脳疲労よりもずっと初期の段階から現れます。

これを放置すると、しだいに体も疲れを感じ、心身の病にもつながっていく可能性は高くなります。

そこで肌の疲労の見抜き方ですが、まずわかりやすいのが、疲労の自覚がないのに出てくる**「目の下のクマ」**。

クマというのは、毛細血管の流れが悪くなって、皮膚が低酸素状態になることから起こります。

目の周りは毛細血管が多く、また皮膚が薄いためクマがすぐできてしまうのですが、これが疲れている自覚もないのに出てきたら〝ホルモンタンク〟の枯渇を疑いましょう。

▼冷たい肌が示す血流の悪循環

もう1つ、チェックポイントとして、「肌が冷たくなる」ということもあります。

〝ホルモンタンク〟の枯渇で「毛細血管が収縮する」ということは、ようするに血のめぐりが悪くなることと同じ。

“ホルモンタンク”の枯渇

→脳が疲れをとれない

→甲状腺ホルモンが少なくなる

→さらに血流が悪くなる！

すると酸素や栄養が隅々までいかなくなるので、体温が低下してきます。

したがって肌に触ったとき、「冷たい」という感触が起こるようになります。

そのまま、放っておくと、代謝に関わる他のホルモンにまで影響が出始めます。

代謝を司るホルモンに、甲状腺《こうじょうせん》から分泌される「甲状腺ホルモン」があります。

これが適切に分泌されているうちは身体の代謝が高まり、体温は平常に保たれます。

この甲状腺ホルモンの分泌を支配しているのは、脳。

ですが、**〝ホルモンタンク〟の枯渇で**

脳の疲れがとれないと、甲状腺ホルモンの分泌も落ちていくわけです。

結果として、身体の代謝も落ち、体温が下がって、肌が冷たくなります。

このような負のサイクルにはまってしまいます。

「疲れ」というのは、このように体の隅々にまで作用するくらい、影響が大きいのです。

〝ホルモンタンク〟を浪費しない肌づくり

▼初期の疲れは肌から治す

肌疲労はあらゆる疲労のサインだと述べましたが、それだけではなく、肌疲労を初期から改善することで、〝ホルモンタンク〟の浪費を抑え、ひいては脳や身体の疲労を防ぐこともできます。

皮膚の細胞を覆う膜は、脂肪でできています。「いい油」を補充してあげれば、皮膚の細胞は弾力性を増し、血の巡りがよい肌が甦ってくるでしょう。

肌の潤いをみずみずしく保つ、というのは、疲労防止の最優先課題なのです。

油といわれると、どうしても「食べる」「飲む」ことを想像されるかもしれませんが、肌の場合は口から取り込むだけが対処法ではありません。

先ほど述べた疲労のサインが見えてきたら、**直接塗るだけでも大きな効果が期待できるのです。**

ハンドクリームをイメージしていただければおわかりになると思いますが、油を塗ることもまた、非常に有効なのです。

中でも効果が高いのが「ココナッツオイル」。

２０１４年、フィリピンのホセ・R．レイズ・メモリアル・メディカル・センターは、１１７人のアトピー患者を対象にココナッツオイルを８週間塗布したところ、アトピー性皮膚炎の評価スコア（ＳＣＯＲＡＤ）に改善がみられたと報告しています。

実際、私の知り合いに70代の女性がいますが、かれこれ20年以上、肌にココナッツオイルを塗り続けているとおっしゃっています。

彼女の肌は専門医の私が見ても驚くほどつやが保たれていて、血色も非常に良いのが見るだけでわかります。

女性ならば、肌のケアとなると化粧品に頼りがちだと聞きますが、ココナッツオイルならば肌の疲労も防げて、かつ手軽に美肌も期待できるのではないでしょうか。

その他にも、髪のケアやボディーローションとして注目をあつめている「アルガンオイル」もいいでしょう。

2015年には古くからアルガンオイルを利用してきたモロッコの、ムハンマド5世大学を中心とした研究チームが、アルガンオイルが肌の弾力性に効果を及ぼす、という結果を発表しています。

▼抗炎症作用で血流を助ける万能オイル

そして、最も効果が高いとされているのが、「フランキンセンス」というものです。

おそらく馴染みのない油でしょうが、古代から「乳香《にゅうこう》」と呼ばれ、**「嗅いでよし、塗ってよし、飲んでよし」といいことしかない、隠れた良質な油です。**

一説によれば、クレオパトラが肌に塗っていたという、美容効果の高いオイルなのです。

フランキンセンスはアロマテラピーで使われるオイルで、フランキンセンスの木の樹液から抽出されるもの。

基本は、炊いて香りを楽しむために使われますが、その秘密は、フランキンセンスに含まれている**「ボスウェリア酸」**という成分によります。

2017年、中国の江西中医薬大学らによれば、フランキンセンスの塗布は肌の血流を増やす結果を得られたという調査結果を発表するなど、すでに数多くのメディカルレポートで出ていますが、この成分には炎症を抑える効果があり、アレルギーなどにも有効とされているのです。

フランキンセンスは、肌の炎症を抑える効果があるのです。

この抗炎症作用で、塗った部分の皮膚の血流を上げてくれるのです。

血流が上がれば、疲労によって悪くなったものを一気に押し流してくれますから、肌は一気に元気を取り戻すことになるわけです。

フランキンセンスは、アロマショップなどで手軽に買うことができます。通販でも手に入り、値段もさほど高くはありません。
とくに肌の疲労を実感する人は、一度試してみるといいかと思います。

何度もいうように、抗ストレスホルモンは炎症を抑えることにも消費されます。フランキンセンスによって、肌のストレスや炎症を抑えてしまえば、〝ホルモンタンク〟は浪費もされないでしょう。

そうすれば、肌の疲労から脳や身体の疲労に広がることを未然に防ぐことにもつながっていくのです。

冷たい水が、肌の血流を高める

▼血流上昇の秘密は「冷やした後」

「肌を温めたほうが〝ホルモンタンク〟を浪費しないというなら、お風呂にじっくりつかって身体を温めればいいのでは？」

そう思う人もいるでしょう。

しかし、実は全く反対。

まず、冷たい水を肌に浴びせたほうが、肌の血流を高める効果が大きいのです。

ドイツのフリードリヒ・アレクサンダー大学エアランゲン＝ニュルンベルクが19名を対象に行った研究では、60秒間顔に冷たい水を当てるだけで、脳（中大脳動脈）血流が上がったといいます。

そして、アメリカで手軽な健康法として近年、「コールドシャワー」という、冷たい水をシャワーに取り入れる方法が注目されています。

これは、なにも夏場のプールのような、冷たい水だけを浴びるものではありません。

冷たい水を浴びたあとで、温かいお湯で体を温めるのです。

水のシャワーを10～20秒浴びたあと、温度を上げて、普通のお湯を浴びる。

あるいはお風呂に入ったときに冷たい水を体にかけ、そのあと暖かい湯船に入ってもいいでしょう。

なぜ、冷たい水と温かいお湯を交互に浴びるのか。

冷たい水を浴びると、毛細血管はキュッと締まります。

そのあとで温かいお湯をかけると、血管はパッと開きます。

この**意図的に起こす急な変化が、血液中の老廃物を押し流すわけです。**

よく血圧を測るときに、腕のところをギューッと締め付けます。その後、巻いたベルトをはずすと血液がサーッと流れます。

このとき、血管からも血管拡張作用のある一酸化窒素（NO）が出されて、血流が増すのです。

2014年には、中国の瀋陽軍区総医院が、肌に冷たい刺激を与えることで一酸化窒素が増えたという研究を発表しています。

こうしたことから、「冷たい水→温かいお湯」を肌に当てることは有効といえます。

▼たった10秒の「顔だけコールド・シャワー」

しかし、正直にいえば、こうした冷たい水を使うコールドシャワーは身体的にも精神的にもつらいものがあります。

気持ちよく実践できないことがストレスになり、〝ホルモンタンク〟を消費するのは、疲労をいたずらに増やすだけです。

そこで、提案したいのが「顔だけを冷たい水にさらす」というもの。

さすがに全身の効果は得られないものの、それでも一部分に疑似コールドシャワーをすることで、血流を高めることが期待できます。

たとえば、**洗面器に水を張って、そこに顔を10秒ほどつけるだけ**でもいいでしょう。

あるいは、お風呂やシャワーで、頭だけに水をかけるだけでも十分です。**慣れてきたら、顔に限らず、ふくらはぎや腕などにかけてみましょう。**

ただし、コールドシャワー全般で気をつけていただきたいのは、高齢の人。動脈硬化などが起こっていると、血管を広げたり締めたりする反応が遅れてしまうことがあります。

すると心臓が負担に耐えきれず、心筋梗塞などを起こしてしまう可能性も生じます。

顔や手足など、身体の一部分だけなら問題ないですが、もし全身にコールドシャワーをする場合は、その点に十分注意してください。

肌の毛細血管に必要なのは「鉄」と「亜鉛」

▼コラーゲンよりも重要な3つの栄養

肌のツヤ・弾力をつくっているのが、よく知られている「コラーゲン」というタンパク質です。

これがちゃんと体で生成できれば、疲労のたまった肌も元気になっていくでしょう。

しかし、コラーゲンの入った食べ物を食べたり、コラーゲンを体に塗ったとしても、ほとんど効果はありません。

コラーゲンは吸収されませんし、食物として摂取しても必ず体内で分解されます。

つまりコラーゲンを外部から摂取してもまったく無意味というわけです。

逆に言えば、**コラーゲンは体内で作れるので、そのために必要な3つの栄養素を摂るだけでいいのです。**

それは「アミノ酸（タンパク質）」「ビタミンC」、そして「鉄」なのです。

▼鉄を補充すれば〝ホルモンタンク〟を浪費しない

「コラーゲン」と言われてイメージするのは「ぷるぷるした肉」という人も多いのではないでしょうか。

タンパク質が必須の栄養素なのは間違いありませんが、**多くの人が見落としがちなのが、「鉄」なのです。**

現代人の体を検査すれば、その多くは鉄分が不足しています。

とくに女性は9割以上が貧血と言われますから、実際は鉄分をもっと摂るべきなのです。

鉄は、たしかに過剰に摂れば毒性もあり酸化作用もあるもの。

多く摂りすぎれば活性酸素を増やし、〝ホルモンタンク〟を浪費する一因にもなります。

「ビタミンC」などは野菜などからも少しずつ摂取することができます。

「お肌にはビタミンC」などと宣伝する飲料もありますが、それに加えて鉄もっていかなければ効果は少ないでしょう。

▼亜鉛不足がコラーゲンに影響

そして、作られたコラーゲンの維持も血流を高め、〝ホルモンタンク〟の浪費を抑えるためには重要です。

そのために必須のものは「亜鉛」。

「亜鉛って、味覚のためにいいくらいしかイメージがないけど……」という人も多いかもしれませんが、**実は健康な皮膚の維持に大いに役に立っている**のです。

このことは、２０１７年に昭和大学歯学部・徳島文理大学薬学部・理化学研究所らの共同研究グループの報告によっても、裏付けられています。

これまで亜鉛と皮膚の関係は不明なままでした。

しかし、共同研究グループは、皮膚における生理機能が不明であった「ZIP7」と呼ばれる亜鉛を運ぶ物質に注目。

マウスと培養細胞を用いて研究を重ねたところ、「ZIP7」がなくなると、亜鉛不足になった皮膚はコラーゲンをつくる細胞が減少し、著しく薄くなることがわかったのです。

亜鉛を運ぶ物質「ZIP7」が皮膚のコラーゲン維持に必要であることを解明したのです。「ZIP7」についてはまだ研究途上ですが、亜鉛の不足が肌のコラーゲンへ直接影響することがはっきりとわかりました。

亜鉛は、赤身の肉や貝類、ほうれんそうに多く含まれています。

ただし、抗ストレスホルモンが少なくなり「疲れが抜けない」と感じ始めている人は亜鉛不足が考えられ、必要摂取量よりも多めにとっていくことも必要です。

実際、疲れをうったえる患者さんを私が調べたところ、ほぼ全員が国の基準値を下回る亜鉛不足の状態でした（たった1人、亜鉛が十分摂れていた人は北海道出身で、土地柄カキばかり食べているとのことでした）。

１日に必要な亜鉛の量は成人男性で約10ミリグラムとされていますが、成人ならば40ミリグラムまでは上限として摂取できます。

食事とともに、安価なサプリなどで上手に補っていくといいでしょう。

いつもの風呂が栄養浴になる「魔法の入浴剤」

▼入浴タイムも肌から栄養補給

鉄や亜鉛といったミネラルについて述べてきましたが、マグネシウムも同じように血流を高めるために大きな効果を上げるものです。

しかも、それは食事ではなく「お風呂」でも補充ができます。

マグネシウムは、人体に必要なミネラルの1つで、筋肉を緩ませ、血管を広げる性質があります。

たとえば**足がつりやすい人は、マグネシウムをとると筋肉が安定します。心臓の不整脈や眼精疲労にもマグネシウムは効果を発揮します。**

2011年、イランのブー・アリ・シーナ大学によれば、マグネシウムによって一酸化窒素は活性化し、皮膚の毛細血管の血流が増えるという研究報告を出しています。

マグネシウムを摂り、血流をよくすれば、毛細血管にたまった老廃物を押し流してくれるのです。

逆をいえば、**マグネシウム不足は、血流が広がる作用が薄くなり、肌の疲労がとれなくなる一因でもあるのです。**

結果として、〝ホルモンタンク〟が浪費され、身体や脳の疲労につながるリスクが高まります。

▼血流を一気に高めるマグネシウム風呂

そこで、「エプソムソルト」と呼ばれる入浴剤を使ってみましょう。「ソルト」といっても塩分は含まれておらず、その正体はマグネシウムの塊になります。

鉄や亜鉛などミネラルと呼ばれるものは総じて、食べ物から摂るには効率が悪いことがデメリットですが、**マグネシウムは例外で、口から入れるよりも、皮膚**

からのほうが吸収率が高い性質をもっています。

つまり、食事に頼らなくても、マグネシウム入りのお風呂に入れば、らくらく体に補充することができるのです。

「エプソムソルト」は、マグネシウムを補給する最適な手段なのです。

通常の入浴剤と違って、「エプソムソルト」には特別な香りはありません。けれども全身の血管が広がり、血流がよくなり、汗も大量にかくのでデトックス効果も大きく期待できます。

普通の入浴剤よりもずっとリラックスできるでしょう。値段もさほど入浴剤と変わりません。**一般家庭の湯舟では150～300グラムほど入れるだけで、十分な濃度になります。**

ただ注意点として、血管が広がるため、血圧が下がり、普通のお風呂よりのぼせやすくなります。湯船に15分以上はつからないでください。

また、心臓や腎臓に疾患をお持ちの人や高血圧などの人も避けたほうがいいでしょう。

メタボの人のための30秒ドローイング

▼メタボは疲労をためる身体

一時期、ダイエット法として注目を浴びた、長く息を吐いておなかをへこませる「ドローイング」というものが流行しました。

実はこれも、ダイエットというよりも、血流を高めるために非常に有効な運動なのです。

どうしてお腹をへこませれば疲れがなくなるかというと、**内臓脂肪によって、〝ホルモンタンク〟が消費されてしまうためです。**

まず基本的な知識として、お腹が出ている、いわゆるメタボ体形の人は、1つひとつの内臓脂肪自体が、やせている人よりも大きくなっています。

脂肪細胞というのは、脂肪をため込むだけが役割でなく、細胞からホルモンを分泌していることが知られています。

脂肪細胞が小さい状態のときに分泌されるのは、「アディポネクチン」という善玉ホルモン。

これは血管をキレイにする仕事をしてくれるものです。

しかし、内臓脂肪が大きくなると、脂肪細胞は「アディポネクチン」を出さなくなり、代わりに「TNF-α」という悪玉ホルモンを分泌してしまうのです。

こちらは、うってかわって血管を傷つけ、「プラーク」という血管のコブのようなものをつくります。

血管内にコブができれば、当然、血流は悪くなり、炎症を起こしたりします。その炎症を抑えようと必死に〝ホルモンタンク〟が消費されます。

結果として、肌疲労、ひいては身体疲労や脳疲労の原因になってくるでしょう。

大きくなった脂肪細胞が、再び小さくなれば、再び適切にアディポネクチンが

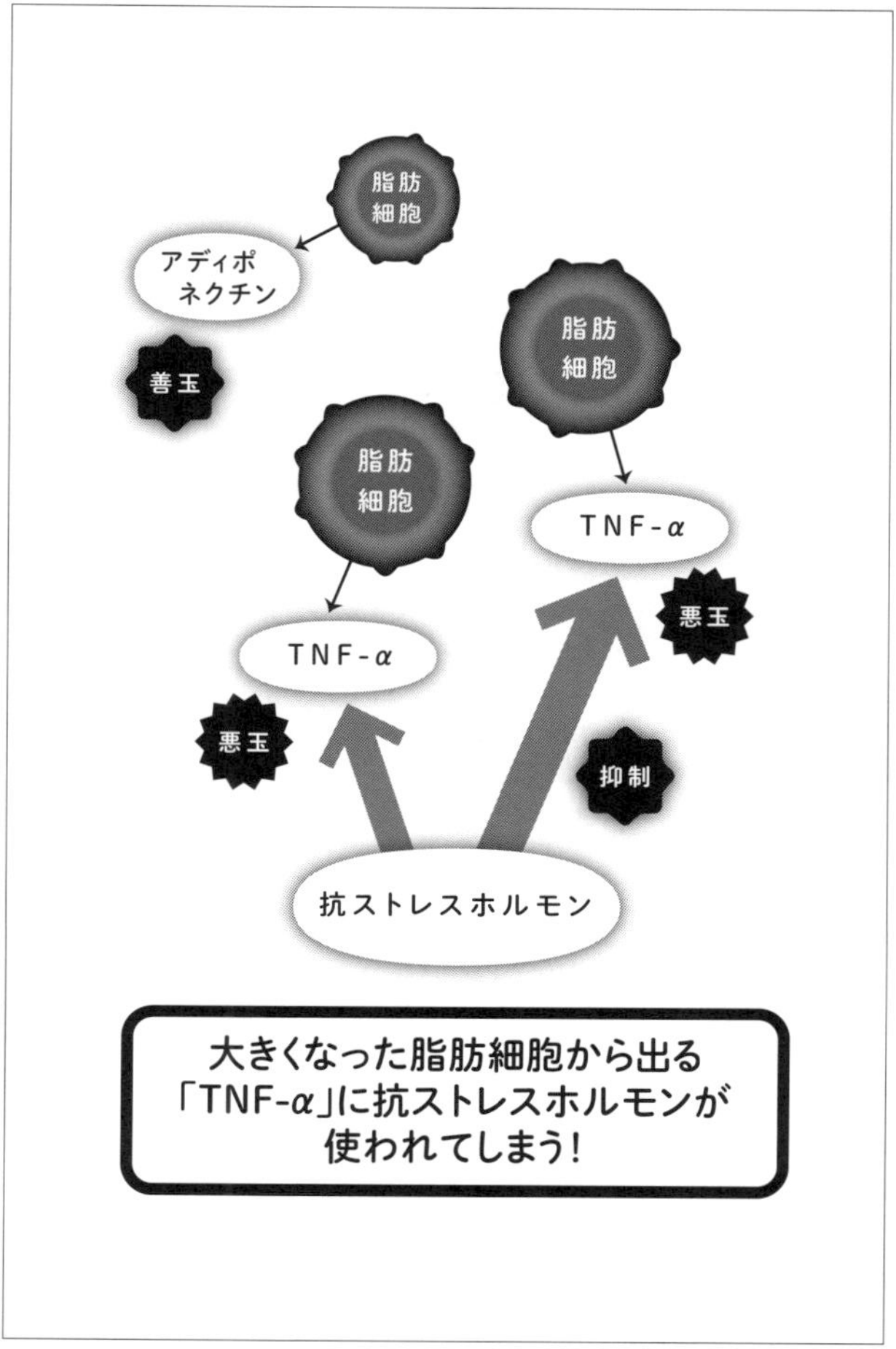
脂肪細胞
アディポネクチン
善玉
脂肪細胞
脂肪細胞
TNF-α
悪玉
TNF-α
悪玉
抑制
抗ストレスホルモン
大きくなった脂肪細胞から出る
「TNF-α」に抗ストレスホルモンが
使われてしまう!

分泌されるようになります。

そうすれば、プラークはアディポネクチンによって掃除され、血流は回復し、〝ホルモンタンク〟も消費されずに済むのです。

そのため、疲れない身体づくりのためにも大きな脂肪細胞、つまりメタボはNGなのです。

動物の細胞は、たとえるならば「液体の入った風船」です。決して固いコンクリートではありません。

ですから、**単純に圧縮という刺激を与えるだけでも小さくすることはできます。**

ただし、一瞬だけではなく小ささを維持するには、お腹をサラシのように巻いている「腹横筋《ふくおうきん》」に力をこめ、ギューッと締めつける必要があります。

この筋肉を最もよく使うことができるのが、「お腹をへこませる」という動作です。

もちろん弾力のある細胞はへこませてもまた、もとに戻ってしまいます。

だからドローイングによって脂肪細胞を小さくするには、1日に何度も何度も繰り返して、細胞に「クセ」がつくまでにしなければいけないわけです。

▼一人になった隙におなかをへこませる

「毎日、ずっとおなかをへこますなんて、面倒だなぁ……」と考えてしまうのも無理はありません。

ただし、やり方は簡単です。

5分でも、1分でも、30秒でも、とにかく一定時間、お腹をへこませ続けるだけでOKです。

たとえばデスクで仕事をしているときに、1時間ごとに5分でも、1分でも意識して息を長く吐きながらお腹をへこませてみる。

会社のエレベーターでふと一人になった瞬間も、ベストタイミングでしょう。

通勤途中で、ある駅から次の駅まで、あるいは電車に乗っている時間を通じてでも、ゆっくり息を吐きながらお腹をへこませておく。

顔が赤くなるような限界ギリギリまでしなくても、できる範囲でおなかをへこませてみましょう。

「なかなかへこませにくいよ」という人もいると思います。

そんなときは身近にあるものが意外と役に立ちます。

私が患者さんによく試してもらうのは、**昔使っていたひと回りサイズが小さいズボンやスカートを履く**、というもの。

これは1日中履いていなくても、ドローイングをするときだけでいいと思います。

また、ベルトを1つキツめにしてみる、ということでも結構です。

こうして、おなかをへこませる感覚をつかんでみましょう。

体の静電気を抜いて毛細血管の血流アップ

▼細胞内の微量な電気を逃がす

肌疲労に効果的なものには、「アーシング」もあります。

これは電気製品の「アース」をイメージしていただければわかるように、「体に蓄積された静電気を放電させて抜く」という行動になります。

ドアノブに触ったときにバチッとくる静電気は、誰にでも経験があるでしょう。あれはドアノブに帯電した電気ではなく、私たち自身の体にたまった電気が、ドアノブに反応して放電しているのです。

冬にならないとわかりにくいのですが、私たちの細胞の1つひとつは常に電気が発生しています。

脳のシナプス間の伝達や筋肉を動かすことまで、あらゆることは微量な電気によって支えられています。

これが、冬場にちょっと痛い思いをするだけならいいのですが、そうでもないのです。

この細胞内で発生する電気は、体に悪い作用ももたらします。**その1つが赤血球の表面に電気がたまり、赤血球同士が磁石のようにくっついてしまうことです。**そうすると赤血球は大きな1つの塊となり、血液の流れを塞ぐ血栓になるリスクが高まります。

そうなると〝ホルモンタンク〟が減っていく要因になるのです。

ご存知の通り、電気にはプラスとマイナスが存在します。それは体が帯びる静電気にも同じです。

正常な赤血球であれば、どの細胞も外膜にマイナスの電気（正確には電荷《でんか》）をおびているため、血流内で隣り合ってもくっつくことはありません。

しかし、血液中の飽和脂肪酸やタンパクが過剰になるとプラスの電気（電荷）を帯びるものも出てきます。それらが普通の、マイナスの電気を帯びた赤血球にくっついてしまう現象が起きるのです。

流れが滞ると、肌に運ばれる酸素は少なくなります。

▼裸足で土に立ってみる

とはいえ、所詮は電気ですから、静電気でくっついてしまう紙くずなどが、電気が抜ければ離れるのと同じく、身体から静電気を放電することでくっついた赤血球も元通り離れます。

身体の電気を放電させるのは、別に難しいことではありません。

一番簡単なのは、裸足《はだし》で芝生や地面に立つことです。

「朝、公園でマットを使わずに裸足で軽くヨガをするだけで気持ちがいい」と言う人もいますが、これも電気が抜ける効果があるから。

事実、カリフォルニア大学アーバイン校やオレゴン大学の研究者も参加したチームによれば、**アーシングによって、痛みの改善や炎症マーカーの低下などがみられた**という報告がされました。

ガーデニングも手で地面に直接ふれるから、同じ効果があります。

別にヨガやガーデニングをする必要はありませんが、公園の芝生のところで裸足になり、大地と肌を触れ合わせてみる。

それだけでアースのように、電気が体から抜ける効果はあるのです。

より本格的にアーシングをするなら、「アーシングマット」というものが売っています。

「アーシングマット」は、家庭用のコンセントにつないで、そちらへ体の電気を流してしまうものです。

セルフサービスのガソリンスタンドに行くと、ガソリンを入れる前に触って静電気を抜く機械がありますが、あれと同じ理屈になります。

アーシングの効果としては、「リラックスできる」という人もいれば、「眠気がとれる」という人もいます。

効果の実感には個人差もありますが、「大地に触れる」ということが、自然の中の生物である人間にとって癒しになるのは確かでしょう。

column

2 サンドイッチで元気がなくなった男の子

疲労の原因には、幼いころからのアレルギーが関わっていることもあります。

たとえば以前、小学6年生でありながら、激しい身体疲労を訴える患者さんが訪れたことがあります。

彼は活発な子で、少年野球をやっていたのですが、午前中はものすごく元気だったのに、午後に試合の途中で急に元気がなくなり、動けなくなってしまったといいます。

いろんな病院で検査しても原因がわからなくて、私のところにやってきたのです。

具体的な状況を聞いて、私が疑ったのは小麦のアレルギーでした。

というのも、元気がなくなったのは、お昼を食べたあと。

お母さんに聞くと、その日のメニューはサンドイッチだったと言います。

そこでアレルギーの検査をしたら、やはり的中です。

野菜を食べさせ、またビタミンを摂らせる。

パンは避け、お弁当はご飯にする。

そうしたら、一カ月くらいで完全に元気になりました。

それにしても、疲れる原因がアレルギーとは、普通は考えません。

だから他の病院では疑わなかったのですが、専門医からすれば、決して珍しい症状ではないのです。

アレルギーが発症すると、腸に炎症が起こることがあります。

この炎症を治すために、〝ホルモンタンク〟が使われますから、そのぶん疲労をとることができなくなります。

結果、重度の身体疲労に陥ってしまうわけです。

「どう生活を改善しても疲れがとれない」という人は、このアレルギーも疑ってみる必要があります。

じつは自分で気づいていないアレルギーが発見されることも、よくあります。

とくに症状が出るのが遅い「遅延型」だと、何らかの症状を、食事によるアレルギーと結び付けていないことも多いのです。

第3章

しつこい「身体疲労」を消す生活

「朝からシャキッ！」は、健康とは正反対

▼元気すぎるのは〝ホルモンタンク〟の使いすぎ

抗ストレスホルモンであるコルチゾールは、「朝に大量に分泌される」という話をしました。

体と脳を、眠っている「副交感神経」の状態から、目を覚まさせて「交感神経」の状態に切り替えるスイッチの役割を果たしているわけです。

〝ホルモンタンク〟が枯渇している人は、この切り替えができないから、朝から疲れています。

ならば朝から元気な人は、疲れとは無縁の健康体質……と、通常であれば考えるでしょう。

ところが、そうとも限らないのが、「疲労」の恐ろしさなのです。

朝起きた瞬間からシャキッとしていて、すぐ筋トレを始めたり、仕事をしたりできる……もしかしてあなたは、そんなタイプでしょうか？

「疲れ」を気にしている人であれば、それは正反対かもしれませんね。

じつは朝から元気あふれる人というのは、抗ストレスホルモンが過剰に放出されている可能性があります。

それは明らかに〝ホルモンタンク〟の無駄遣いであり、やがては大きな疲労につながることも多いにありえるのです。

ですから朝からドカーンと抗ストレスホルモンが消費される人は、起きて直後の行動を少しゆっくり目にしてみましょう。

身体を「目覚めのモード」に少し時間をかけて切り替えていくことが必要になります。

▼脳が低酸素の朝こそ深呼吸

朝の「目覚めのモード」に関して、たとえば私がやっていることは、**まず起きたら外に出て、日光を浴びながら1〜2分の深呼吸をすることです。**

細かなことですが、ここには2つの重要な要素が含まれています。

まず「太陽の光を浴びる」ということ。

これは人は太陽の光を感じることで、夜休むために分泌していたメラトニンというホルモンをストップさせるからです。

きちんと意識的に日光を浴びれば、この切り替えがスムーズにできることになります。

さらに「深呼吸をする」というのは、**夜の間は体が休んでいるため、呼吸が起きているときより少なく、低酸素になっているからです。**

起きたばかりでボーッとしているのは、脳が低酸素の状態だから。

そんな状態の身体を活動させようとしても、ストレスになってしまうだけでしょう。

世の中には時間ギリギリに起きて、まだ頭がボーッとしている状態のまま、顔を洗って歯を磨き、朝ご飯を大急ぎで食べて、準備して会社に行く……などという人も多くいます。

そんな人に限って身体に疲れがたまっているものですが、それは朝の脳を無理に動かしていることも原因になっているのです。

何より朝はもっと余裕を持ち、脳に十分な酸素を与えて、クリアにしてから活動をさせるべきでしょう。

本当ならば早起きすることに越したことはないのですが、たった1～2分の深呼吸タイムをつくるだけでも変わってきます。

50分の有酸素運動と同じ！4分の超短時間運動

▼朝は脳と身体の動きにギャップがある

朝起きて脳が起動するまでの時間に脳にストレスをかけると、〝ホルモンタンク〟を消費してしまい、身体の疲れにつながっていきます。

だから「あれ？　今日の予定はなんだっけ？」「何を持っていけばよかったんだろう？」とアタフタしたり、満員電車にギュウギュウ詰めになって通勤したりするのはストレスの原因になります。

けれども、反対に「目覚めモード」の脳に対して、身体はかなり「起動モード」になっています。

ですから朝に適度な運動をするのは、その日の疲労を防止するうえでも非常に効果的なのです。

朝は、脳ではなく、身体にちょっとした負荷をかけてあげるのです。

「朝に運動をしたほうが、身体は疲れない」などと言うと、不思議に思う人もいらっしゃるでしょう。

もちろん運動を激しくしすぎてしまうと、それは単純に身体疲労の原因になります。

激しい運動を長時間続けると、体の表面体温は上がるのですが、深部体温は下がってしまいます。

すると身体は休息を欲しがるようになり、その状態で無理に出勤して仕事をさせようとすれば、疲労はたまっていく一方になります。

けれども短時間であれば、それが「身体疲労」の原因になるということは、ほとんどありません。

▼短時間だから〝ホルモンタンク〟は減らない

私は**多くの人がやっているマラソンなどの長時間のランニングは必要ない**と思っています。疲労対策であれば、もっと簡単なことで十分なのです。

たとえば太陽の光を浴びて深呼吸をし、そのまま緑の近くを軽く散歩する。

私の場合、時間があれば朝に家の周りを軽くウォーキングしたり、ジョギングをすることもあります。

それに加え、スタッフが来る前の病院で3～4分、「HIIT（ヒット）」という運動をしています。

「HIIT」とは、「High Interval Intensive Training」の略で、**「高負荷の運動を、ほんの短い時間だけ全力でやる」**というもの。

たとえば、20秒、ダーッと全力で太もも上げをして、10秒休む。そのあとまた20秒ガーッと太もも上げをやって、10秒休む……。

これを8回繰り返して、4分にするわけです。

短い時間ながら全力でやるので、最初のうちはヘトヘトになるかもしれません。ただ、なれてくれば、負担は確実に少なくなります。

じつは「ＨＩＩＴ」というのは、たった4分でも、45分間もの有酸素運動に匹敵すると言われています。

２０１７年、アメリカのミズーリ大学は18人に肥満患者を2グループに分け、4分のＨＩＩＴと通常のエクササイズ50分を4週間継続して行った結果、２グループで同様の脂肪減少効果があったと結論付けています。

有酸素運動というのは、脂肪を燃焼させる一方で活性酸素を生み出すので、その解消に〝ホルモンタンク〟が消費されてしまいます。

「ＨＩＩＴ」でも確かに活性酸素は出ますが、非常に短時間のため抗ストレスホルモンの消費も少なくて済みます。

ですから「ＨＩＴＴ」は、時間がない人にもできる、〝いいとこ取り〟の身体疲労予防の運動なのです。

疲れない運動量がわかる「黄金の方程式」

▼ストレス解消物質を運動で増やす

朝からできる身体疲労の予防とともに、普段の習慣として、ウォーキングやジョギングを取り入れることも、もちろんおすすめです。

疲れていてストレスがたまり、イライラしているときなど、「近所を散歩してみたらスッキリした」という経験のある人は多いと思います。

2017年、アメリカのスクラントン大学は「一回の運動でも、脳にある海馬《かいば》のBDNFが増える」という趣旨の研究結果を発表しました。

適度な運動は、シナプスを活性化する「BDNF」を増やす効果があるのです。

BDNFは日本語で、「脳由来神経栄養因子」と訳され、**その効果は、脳細胞**

にあるシナプスを増やしてくれることです。

シナプスは脳内でネットワークをつくり、あらゆる人の思考や記憶を電気信号でつくっていきます。

つまり、学習や記憶、高度な思考にBDNFは必須なのです。

ただし、ストレスによっても、その生成が邪魔されてしまうことも、わかっています。

BDNFは、どんどん新しいシナプスをつくり、脳活動を復活してくれます。

結果的に思考がクリアになり、疲労感も消えていくわけです。

つまり、**ストレス解消を手助けするBDNFを増やすことは、むやみに〝ホルモンタンク〟を浪費しない身体づくりに大きく関わっているといえます。**

ただ、これはあくまで適度な運動の場合であり、慣れない長距離マラソンをしたり、過度な筋トレをしたりすれば、もちろん筋肉が疲れます。

また、酸素を取り込み過ぎたことにより、活性酸素が身体にたまります。

この活性酸素を除去するには、〝ホルモンタンク〟を絞って、抗ストレスホルモンを分泌しなければなりません。

するとストレスを解消することが難しくなり、疲労がどんどん蓄積されてしまうわけです。

▼「疲れをためない運動」は心拍数がカギ

では、どのくらいまでが自分に合った〝適度な運動〟なのか？　これは2009年に兵庫医科大学の研究で明らかになった「ゾーン」というものがあります。

「ゾーン」とは、

（220－年齢）×0・65＝自分に適した「ゾーン」


という公式で求められる数字です。**この数字を超えない心拍数で運動するのがベスト**とされています。

たとえば50歳の人で考えてみましょう。

（220－50）×0・65＝110・5

となり、この心拍数に合わせてウォーキングや、あるいは軽いジョギングなどを疲れ過ぎない程度に15分から30分でも行なえばいいのです。

運動用のツールというと、多くの人は万歩計として、歩数を測るような使い方をしています。

8000歩や1万歩が基準になっていますが、私はこうした歩数より、心拍数と時間のほうがずっと重要だと考えています。

最近では、リストバンド型の活動量計で簡単に心拍数を測定できるようになりました。心拍の測定だけなら安価な物も出回っています。

「健康のために万歩計を買おう」とされているなら、ぜひ心拍数を測定できる活動量計を手に取ってみてください。

"ホルモンタンク"を充填する睡眠とは

▼深い睡眠に大切なのは室温

疲れたとき、まず多くの人が考えるのは、「十分な睡眠時間をとる」ということだと思います。

人間が眠っている時間は、身体をリラックスさせる副交感神経が働き、疲れをとるためのものです。

「朝起きたときに疲れが残っている」とすれば、睡眠が十分に役割を果たしていないということを意味します。

医学的には6時間から7時間の睡眠が、「一番病気の発生率が低い」と言われており、それより短くても長くても、病気にかかる率は上がるともいわれています。

ただ、どれくらい眠ればいいかというのは個人差があり、確かなことは言えないのが現状でしょう。

ただし、ポイントとして押さえてほしいのは、**「長い睡眠」ではなく、「深い睡眠」が疲労の回復を決める**ということです。

実際、7時間くらいの睡眠をとっていても、眠りがずっと浅ければ、翌朝に目覚めたときに疲れは全快していません。

一方で3時間くらいの睡眠しかとっていなくても、深く眠っているおかげで〝疲れ知らず〟という人は、結構いるものです。

これもやはり〝ホルモンタンク〟の機能が影響しています。

〝ホルモンタンク〟から抗ストレスホルモンは分泌されますが、実は悪影響もあります。

過剰に分泌された抗ストレスホルモンは脳内の海馬を傷つけ、記憶定着に悪影響を及ぼすのです。

そこで、質の高い睡眠でしっかり脳と身体を休めることで、〝ホルモンタンク〟が過剰反応しないようにできるのです。

よく眠るためにカフェインは避ける、アルコールは摂らない、明かりを暗くする……。

確かにこうしたことは基本的なことですが、意外に見落としがちなことは「室温」なのです。とくに冬は寒いものですから、できるだけ暖かくして眠ろうとすることが多いものです。

▼「すこし涼しいくらい」が、実はいい

しかし次ページのグラフで示したように、じつは人間が一番快適に眠れるのは、「深部体温」が低いとき。

たとえば寒い日に厚着をして寝たり、また靴下履いて寝たりすると、体温が上がってしまって、結果的に眠りが深くなりません。

本当は、体感で少し涼しく感じる程度の室温で眠ることが、疲れをとるには有効になります。

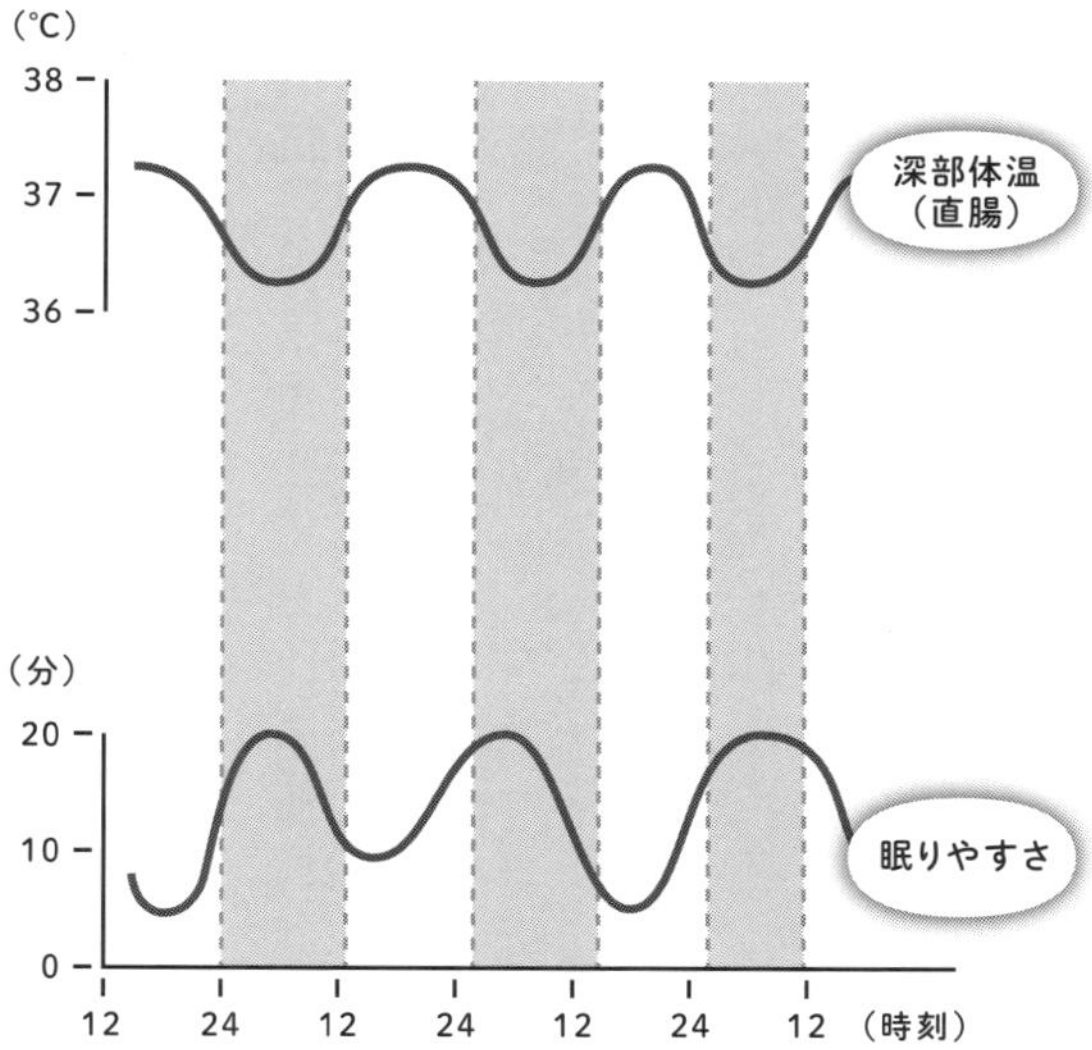

深部体温が低いほど、
眠りやすくなっている

(内山ら、快眠法、Modern Physician 25(1):55-59、2005)

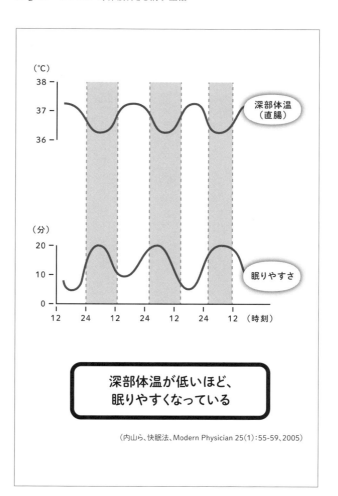

もちろん夏は熱中症対策でもありますので、クーラーをきちんと入れて眠るべきです。

温度は一般的に言われている28度より、熱さを感じないくらいまで少し下げても構わないでしょう。

そして、抗ストレスホルモンを体が大量に分泌するタイミングは、明け方から朝がピークになります。

深い睡眠をとれている人は、このタイミングにしっかりと眠れているので抗ストレスホルモンも十分に補充できるのです。

睡眠不足を補う「マイクロナップ」睡眠

▼寝不足分は分割して補う

1日の疲れを夜までためず、お昼寝をしてそれまでの体の疲れをとっておくことは、非常に有効な手段となります。

たとえば身体疲労が強く出ている場合、「眠りが浅くて、夜に何度も起きてしまう」と訴える人がいます。

しかも眠れないものですから、「睡眠薬が欲しい」とよく言われます。

ですが、私は「昼寝をするようにしてください」とすすめています。

夜の睡眠で十分に疲れがとれないのであれば、眠りを2回に分けてしまうのが、一番シンプルな解決策なのです。

これは普通に仕事をしている人にも言えることで、デスクワークで仕事の大半が脳を使うものだとしても、持続できる時間には限界があります。

次章で述べるように、脳疲労によって当然、判断力は鈍っていくでしょう。

ならばお昼にでも一度眠って、脳をリセットしておく。

そうすることで、身体も軽く、午後の仕事に向き合えるでしょう。

かえってそのほうが、仕事の生産性は高くなるはずです。

▼デスクに5分うたた寝するだけ

忙しい人、あるいは会社のタイムスケジュールで働いている人には、「昼寝をする時間なんてとれない」と言う人もいるでしょう。

けれども疲れをとるだけなら、ほんの5分で十分。

完全に横になるのでなく、デスクに突っ伏して目をつぶる、うたた寝するだけでもいいのです。

こうした5分くらいの睡眠を、「マイクロナップ」と言います。

もちろん、この5分の睡眠で体の疲れが完全にとれるわけではありません。

しかし**疲れた前頭葉のストレスを取り除き、ホルモンバランスをリセットする効果がありますから、少なくとも午後の仕事で感じるストレスは軽減できます。**

つまり、〝ホルモンタンク〟を浪費しない状態を作れるのです。

逆に30分くらいの昼寝をしてしまうと、完全に眠りのモードに入ってしまうので、午後の仕事のスタートはゆるやかになってしまいます。

２０１５年の東京大学による研究発表では、15万人を対象に11年間追跡した結果、昼寝を60分以上すると心血管病の死亡率が１・８倍になると発表しました。

また、オーストラリアのフリンダース大学によれば、10分の昼寝で注意力や認知機能が改善したが、30分や90分の昼寝では改善はなかったと報告しています。

さらには、日本の労働安全衛生総合研究所は、15分の昼寝でパフォーマンスが改善し、自律神経のバランスも整ったと発表しています。

健康や効率性を考えるのであれば、「マイクロナップ」は忙しい人にピッタリの疲労回復法でしょう。

「活性炭」で水から疲労回復

▼お茶だけ飲んでも疲れてしまう

身体が疲れたとき、何か甘い飲みものが欲しくなることは多いでしょう。

けれども本当に疲労回復に効く飲み物とは、何なのでしょうか？

エナジードリンクやスポーツドリンクの類《たぐい》は、結局のところ**糖分による〝幸せ偽装効果〟が疲労回復した気になる正体**です。

糖分の一番の問題は、ベータエンドルフィンという脳内麻薬を出す作用です。

これは強い幸福感をもたらすもので、実際にはそうでなくても甘いものをとれば、幸せを感じられる効果があります。

これによって、一時のストレスから解放されるのです。

ですが、あくまで偽装されているだけなので、糖分の効果が薄れると再びストレスに悩まされます。

そうすると、糖分への依存が高まり、実際のストレスは消えないまま、〝ホルモンタンク〟もギリギリまで絞られてしまうのです。

他の甘い飲み物も多くは同様でしょう。

「スポーツドリンクは砂糖を使っていないものもあるだろう？」と思うかもしれませんが、「カロリーゼロ」ではあっても、コーンシロップなどの人工甘味料を使っていたりするわけです。

いずれにしろ疲れをごまかしているだけで、疲労回復の効果はありません。〝ホルモンタンク〟を使い果たし、疲れを蓄積させるだけの代物といえます。

また、身体が疲労している夕方以降のコーヒーは、一瞬の目覚ましでも避けたほうがいいでしょう。

しかし、お茶や紅茶ならば、コーヒーに比べてカフェインは少量です。

とくに緑茶には「カテキン」という抗酸化作用が高い物質が含まれています。

抗酸化作用とは、抗ストレスホルモンの活性酸素を除去する作用を代行してくれるということ。

そのぶん〝ホルモンタンク〟はほかのストレスを取り除くことに集中できますから、疲労回復は早くなるでしょう。

「お茶ならば疲れにも有力」となるのですが、問題は**カフェインの利尿作用**です。お茶を飲んでも、お茶を飲んだ分以上に尿として水分が排出されてしまいますから、そのままにしておくと脱水になり、余計に疲れが出てきます。

だからお茶を飲むならば、合わせて水を飲んだほうがいい。

ひいては疲れたときに一番いいのは、脱水を防ぐために水を飲む、ということになるわけです。

▼胃洗浄にも使われる活性炭の力

ただし「水を飲む」といっても、水道水の中には塩素が入っています。

この塩素はトリハロメタンという物質に代わり、発がん性も疑われる強い毒性があります。

また水道管が古いと水道水の中には、鉛が混じる可能性もあるわけです。

こうした毒素は水を煮沸《しゃふつ》しても簡単に取り除けません。

すると体内に入ってしまうことになり、除去するためにまた〝ホルモンタンク〟が使われることになります。

だから、飲み水に使うのは、やはりミネラルウォーターか、あるいは浄水器を通した水を選ぶべきでしょう。

とくに浄水器の水で、活性炭が入っているものはおススメです。

なぜなら、活性炭の特徴として、吸着する効果が非常に高いことがあげられるからです。

救急病院では、睡眠薬をたくさん飲んで自殺を図った患者さんなどに、活性炭を水で溶かしたものを投与します。チューブを鼻から入れて、活性炭を胃に流し込むのです。

実際、**活性炭は「クレメジン」という薬になっていて、毒素が体内に吸収される前に腸内で吸着させる作用があります。さらには、腸内細菌の毒素も吸着できるのです。**

活性炭はサプリメントとして購入できますが、飲むとそれが腸を通り、体に不要なものを排除してくれます。

それは毒を取り除いてくれるだけでなく、身体に余計なエネルギーを使わせませんから、結果的には疲労の回復も早くなります。

column

3

焼いた肉に潜む、疲労の罠

「スタミナといえば焼肉！」という人は多いことでしょう。しかし、焼いた肉には意外な罠が仕掛けられているのです。

それは「ＡＧＥ」と呼ばれる物質。

「最終糖化産物」と訳されるこの物質は、その名の通り、正体は〝タンパク質が糖化したもの〟です。

タンパク質が変性すると糖とくっつくことがあり、これが体の各部に炎症を起こす可能性があるのです。

たとえば、身体の老化のほか、心筋梗塞や脳梗塞、また骨粗しょう症や白内障の原因になるともいわれています。

ＡＧＥは、糖分をとることによって体内でも生成されます。

ですから、生きている以上、避けることのできない毒物ではあるのですが、問題は肉料理などで最初からＡＧＥの含まれている料理もあるわけです。

ＡＧＥ測定推進協会の報告では、その料理の代表格は、ベーコンと焼き肉。

何より肉を焼いたときの、「焦げ目」の部分にＡＧＥはできてしまうのです。高い熱を加えてタンパク質を変性させると「うまみ」にも変わるので、これは仕方ないことでもあるのでしょう。


ですから、肉を食べる場合は焼肉やステーキよりも、しゃぶしゃぶがいいといえます。

しゃぶしゃぶは高温で肉を調理しないだけでなく、余分な脂をそぎ落とすわけですからタンパク質を補給するためには理想的な料理法になります。

他にも「蒸す」とか「ゆでる」とか「煮る」ということであればＡＧＥを避け、肉のタンパク質を効果的に食べることができるでしょう。

また添加物が多く含まれていなければ、ビーフジャーキーのような肉を干した食べ物も、かなり安全な肉になります。

とはいえ、疲れているときは、何より肉を食べること！

長期的な健康へのメニューづくりは、そのあとで考えていけばいいのです。

第4章

人生を左右する「脳疲労」を防ぐ

あらゆる疲れにつながる「脳疲労」

▼無視できない脳疲労と寿命の関係

世界には、「ブルーゾーン」と呼ばれる地域があります。これは他の地域と比べて、１００歳以上まで生きる確率が極めて高い地域のことです。

具体的に「ブルーゾーン」がどこかといえば、イタリアのサルデーニャ島に、カリフォルニア州のロマリンダ、コスタリカのニコヤ半島、そしてギリシャのイカリア島など。日本の沖縄も、かつては含まれていました。

そこで、ここに住む人たちがいったいどんな生活をしているのか？

その長生きの秘密について、多くの調査がこれまで行なわれてきています。

では、それがどんな生活かといえば、話をひっくり返すようで申し訳ないのですが、前章で述べた身体疲労に悪いことを、案外とやっていたりするのです。糖質もそれなりにとっているし、肉も食べれば、酒も飲む。だから体の疲れは、案外と感じることがあるのではないかと思います。

ただ、「ブルーゾーン」の地域に住む人々は、心理的なストレスとは、ほとんど無縁の生活をしています。

あくせくと時間に追われるようなことがなく、自然の中でゆらゆらと生活をする。

人とのコミュニケーションも活発で、歳をとっても豊かな人間関係に満たされているわけです。

そこから言えるのは、**寿命を延ばすには、身体疲労とともに「脳疲労」も重要だということでしょう。**

実際、現代を生きる人たちの疲労は、その多くがストレスからくる「脳疲労」によって起こります。

脳へのストレスがかかりすぎると、〝ホルモンタンク〟が過度に消費され、副腎疲労につながり、最後は脳も身体も疲れ切った状態になってしまうでしょう。

▼習慣化で脳疲労を消していく

脳がストレスで疲労を感じるから、身体のほうにも疲労が出る。

ですから、いくら食事を改善し、体力をつけて「身体疲労」を取り除いたとしても、疲れた脳はまた、疲労を身体に蓄積させるでしょう。

それを防ぐには、脳を疲れさせ、〝ホルモンタンク〟を浪費させる原因であるストレスのほうを何とかするしかありません。

しかし「ストレスをなくす」と言った場合、多くの人は仕事を変えたり、あるいは人間関係を変えたりと、外部環境を変えることを考えるでしょう。

それは、決して簡単なことではありません。

ただ、**「ストレスを感じにくくなる体質をつくること」**は、生活習慣の面から可能です。

そして無用なストレスを感じなくなれば、〝ホルモンタンク〟も健全に維持できます。

その視点から、「脳疲労」を防ぐことを考えてみましょう。

脳の疲労予防には〝集中して〟水を飲む

▼ストレス体質が〝ホルモンタンク〟を空にする

脳疲労は、仕事などの長期間におけるストレスが蓄積して起こることもあれば、死別や離婚、失恋など、精神的なショックを引きずったことによって起こることもあります。

そうしたときにも、もちろん〝ホルモンタンク〟は消費されます。

私のところに来る疲れを訴える患者さんもさまざまで、働き盛りの中間管理職の人もいれば、主婦の方や学生の人もいます。

いずれにしろ症状としては、心療内科では「うつ」と診断されるようなもの。

ただし、私たちの病気では抗うつ剤は出さず、処方としてはビタミンやミネラルを摂るためのサプリメントのほかは、それぞれの患者さんの状況に応じた生活習慣や思考のくせの修正を提案しています。

それは、**薬で一時的に状態が改善されても、〝ホルモンタンク〟が空のままだとすぐに悪い状態へ元通りになってしまうからです。**

食事などの生活習慣から脳疲労が起こっているのであれば、これを治していくのは難しくありません。

けれども仕事や人間関係の問題からストレスを抱え、それが原因で脳疲労になっている場合、根本的な問題は性格そのものにあるわけです。

これを変えるのは、そう簡単ではありません。

自分に対して甘くなる、物事を前向きにとらえる……。

言うのは簡単ですが、そうしようと思ってもそうできないから、みんな悩み込んで、〝ホルモンタンク〟を消費してしまって、脳疲労が起こるまでに至っているのです。

「悩まないほうがいいですよ」と言ったところで、「はい、そうします」とすぐ思考を切り替えられる人はそういないでしょう。

▼落ち込みやすい人ほど疲れがたまる

そこで、ストレスを少なくするための習慣として、「後悔から目をそらせていく」クセづくりをお願いしています。

たとえば買い物に行って、野菜を買ったとします。いつものスーパーで買ったものの、帰るときにたまたま別のお店で、産地直送の野菜が安売りされていた。もし先にこちらのお店を通っていたら、あなたは品質のいい野菜を、ずっと安い値段で購入することができました。

そんなとき、どう感じるでしょうか？

「仕方ないな。ここも野菜が安いお店だと覚えておこう」と感じるだけであれば、私から何も言うことはありません。

しかし、「失敗したな～」「どうしてこっちに先に来なかったんだろう」「自分はツイていないな……」など、必要以上に後悔したり、自分の欠点にまで結び付けて落ち込んでしまう人もいます。

脳疲労を起こしやすいのは、もちろん後者のようなタイプ。

買い物に失敗したくらいで、抜けられないほどの心の疲れを感じてしまう人はいないかもしれません。

けれども、**こうした落ち込みがクセづいてしまって、いくつもいくつも重なると、〝ホルモンタンク〟はどんどん消費されてしまいます。**

枯渇すれば、副腎疲労を起こし、脳疲労に至ってしまうわけです。

でも、「クヨクヨするな」「落ち込むな」と言っても、それは性格だから変えられない。

そこで、この場合なら、すでに野菜を買ってしまっている以上、行動としてできるのは「調理すること」です。

何も考えずに料理し集中するのです。

そうして料理のほうに集中していれば、だんだんと先に後悔した野菜の優先順位が脳の中で落ちていきます。

このように「過去の後悔」や「未来の不安」をひとまずは放っておき、「今」に集中してしまうのが「マインドフルネス」の考え方です。

マインドフルネスというと、グーグルなどの世界的企業なども取り入れた冥想のようなトレーニングを想像する方も多いでしょう。

脳疲労の対策に生かすためのマインドフルネスであれば、とても簡単なことからでも実践できます。

たとえば私がよく患者さんに教えているのは、「水を飲むこと」に集中するトレーニングです。

簡単ですから、ぜひこれは試していただくといいでしょう。

▼水が身体を通る感覚を意識する

まずコップ一杯の水を用意し、ひと口を口に入れる。

このとき「口の中に水が入っている」ということを、神経を集中させて感じます。

それから、ゴックンと、水を飲み込む。

今度は、口の中の水がのどを通って流れていくのを、神経を集中させて感じるのです。

次のひと口も、その次のひと口も同じようにやってみる。

30秒くらいで構いませんから、こうしてただ「水を飲む」という〝今、自分がやっていること〟だけに意識を集中します。

他のことは一切考えません。

たったこれだけのことで意識は切り替わり、余計なストレスを感じず、脳疲労の予防にもなるのです。

「今に集中する」ということであれば、先に述べた料理だったり、あるいは掃除をするようなことでもいいでしょう。

好きな音楽を聴くのでもいいし、疲れない範囲であれば、ジョギングやウォーキングでもいいでしょう。

ようは「今やっているそのこと」だけに、集中する時間が脳の疲れをほぐすには必要なのです。

▼単純作業で脳を休ませる

こうしたマインドフルネスが必要な背景として、現代社会が多くの情報が入り乱れ、それに対処するために気づかぬうちに「マルチタスク」をしている人が多いからでしょう。

たえずスマホやパソコンから情報が入り、仕事でも常にいくつもの案件を頭に置いて仕事をしなければなりません。

けれども人間は、同時に2つ以上のことを決断することはできないのです。

意思決定に関わる脳の部位は、前頭葉。

マルチタスクをしている人は、ここに絶えず新しい情報を送り込んでは、判断や決断を連続的にやらせているわけです。

当然、**前頭葉には持続時間も容量にも限りがあります。**

そうすると、**だんだんとストレスがたまり、判断力も決定力も集中力も、どんどん落ちていってしまうでしょう。**

こうした前頭葉の使い過ぎは、確実に脳疲労の原因になるのです。

また最悪、疲労が進めば、ひどい副腎疲労で、うつと同じの徴候が表れることになってしまいます。

脳を疲れさせないためには、意図的に「シングルタスク」の時間をつくりましょう。

オフィスで簡単なのは、**気分転換に机の整理整頓をすること。**

また、あえてコピー取りのような雑務をやってみることもいいでしょう。

単純作業こそ、脳を休ませるチャンスになるのです。

50分以上の集中は"ホルモンタンク"の使い過ぎ

▼記憶力がもっとも働く時間とは?

脳疲労と集中力の関係にもふれておきましょう。

そもそも人間の集中力というのは、それほど長く持つものではありません。

集中力の限界は、30分とか、60分とか、90分とか、昔からさまざまに言われてきました。

それに基づいて大学のカリキュラムもつくられてきたのですが、ノーステキサス大学のポール・キング氏は、検証の結果「50分」という時間を導き出しています。

この検証は、「週に3日、50分の講義を受けた大学院生」と、「週に1日、3時間の講義を受けた大学院生」の成果を比較することによって得られました。

前者の学生のほうが、後者よりも多くの学習内容を記憶できたのです。

▼50分毎に作業を切り換え

いずれにしろ人の集中力がそれくらいしか持たないのであれば、何時間も集中しようとしたってストレスになるだけ。

仕事の生産性が落ちるだけでなく、〝ホルモンタンク〟もどんどん無駄遣いされていくことになるでしょう。

それを避けるには、こまめに脳をリラックスさせることです。

休憩……というと、1時間なり30分なりとブレイクタイム、ないしは「おやつ時間」のようなものをつくることを想像されるかもしれません。

でも、別にそんな時間をあえてつくる必要はないのです。

ただ、「今、集中していること」から別のところに意識を向け、脳の緊張をいったん解くようなことをするだけで構いません。

たとえば**50分くらいを目安に、席を外して、誰かと雑談をしたりして、リラックスするようにする。**

こうしたこまめなリラックスが、脳疲労を回復させるのには効果的です。

脳の栄養を糖から油に切り替える

▼油が脳の栄養を肩代わりする

脳疲労に効果的な食べ物、あるいは脳疲労の原因となる食べ物は何か。

おさらいですが、基本的に脳疲労も身体疲労と同じく、〝ホルモンタンク〟の枯渇によって、脳で感じるストレスが消去されず、蓄積することによって起こるわけです。

そして、とくに脳疲労の対策として推奨したいのは、「油」です。

なぜ「油」なのか。

その理由は、油を摂取することによって得られる「ケトン体」の効果です。

「ケトン体」を詳しく述べるなら、体内での分解が速い「中鎖脂肪酸」という油を変換したものです。

２０１１年にロンドンのグリフィス大学で行なわれた研究では、「**脳に必要なエネルギーの最大70パーセントまでケトン体で供給可能**」という報告が行なわれました。

▼「いい油」でストレス知らず

かつて脳のエネルギーには、「糖分がいい」と言われてきました。

しかし糖を摂取すると、血糖が上がり、それをインシュリンというホルモンで調整することになります。

インシュリンがたくさん出すぎると今度は血糖が下がり、身体が緊張状態になります。

すると、脳内では興奮作用のあるアドレナリンが分泌され、イライラが起こったりするわけです。

そして、イライラを抑えるために、〝ホルモンタンク〟が使われてしまうわけです。

糖への依存体質は、結果的に〝ホルモンタンク〟の枯渇を招くことがあります。

肥満の原因にもなっていきますから、脳にも体にも、いい影響は与えません。

けれどもこの糖が与えるエネルギーを、油の「ケトン体」が肩代わりして、脳は栄養を補給できるのです。

ただ、どんな油もケトン体になるわけではありません。

脳疲労対策には、「いい油」と「悪い油」を見抜いていくことが必要になります。

脳疲労に効く最高のバター「グラスフェッドギー」

▼「いい油」と「悪い油」の大きな差

ケトン体に変換される「いい油」とは、どんなものでしょう？

まず、この世の油は2種類に大別されます。

飽和脂肪酸…分子構造が安定したもの
不飽和脂肪酸…分子構造が不安定なもの

前者は体内に取り込まれれば、「ケトン体」に変換されることがわかっています。

飽和脂肪酸が含まれる食品として、肉、牛乳、バター、卵黄、チョコレート、ココアバター、ココナッツ、パーム油などがあげられます。

ちなみに、バターは「体に悪い」とずっと言われてきましたが、現在は「いい油」となっています。

ただし選び方にもよりますので、あとで詳細を述べます。

これら飽和脂肪酸の食品以外で、**世の中で「油」と言われているもののほとんどは、「不飽和脂肪酸」にあたります。**

分子構造が不安定と聞くと、どうしても悪いイメージを持たれるかもしれませんが、不飽和脂肪酸にも実は「いい油」「悪い油」があります。

つまり、

不飽和脂肪酸┬いい油＝「オメガ3」「オメガ9」
　　　　　　└悪い油＝「オメガ6」

「オメガ3」を含む油の代表は、えごま油と亜麻仁《あまに》油。

一方で紅花油やごま油、コーン油は「オメガ6」になりますから、摂り過ぎは注意しなければならないでしょう。

「オメガ9」に含まれるのはオリーブオイルですが、「エクストラバージンオリーブオイル」と呼ばれる、種を手摘みして搾った油であれば、まったく問題はありません。しかし、熱を加えて油を安定化させ、それから出荷させるということも多く行なわれています。

その間に保存剤が入ったり、酸化を抑えるための安定剤が入れられたりと、手が加わるたびに不飽和脂肪酸は自然界に存在しない歪なものになっていきます。

ですからオリーブオイルを使うときは、その品質に注意しなければなりません。

▼WHOも訴えるトランス脂肪酸のリスク

不飽和脂肪酸の中でも、とくに悪いとされているのが「トランス脂肪酸」と呼ばれるもの。

マーガリンがその代表例ですが、トランス脂肪酸とは、不安定な油を長持ちさせるため、分子構造を人工的に変えて安定化させたもの。

化学的に合成されたものですから、体内にこれが入ると異物と判断され、炎症を起こすことも報告されています。

この炎症を抑えるため、〝ホルモンタンク〟は余計に消費されてしまいます。

トランス脂肪酸の摂取量は世界的にも規制されています。

WHO（世界保健機関）の基準に照らせば、トランス脂肪酸の摂取量は、総エネルギー摂取量の1パーセント未満と勧告されています。これは、日本人の1日平均消費エネルギーが約1900キロカロリーなので、**おおよそ1日当たり約2グラム未満に抑える必要があります。**

専門医としては、できるだけバターを使うべきだと断言します。

バターは動物性の脂肪で、その昔は肥満の原因になったり、動脈硬化の原因になると考えられていました。

脂肪が体に悪いというのは、糖質とのバランスによるものなのです。

糖というのはエネルギーの変換が速く、激しい運動をして疲れれば、私たちは糖をすぐエネルギーに変えていきます。

だから**疲労を感じるとき、ついつい糖質の多い食べ物を食べてしまうわけです。**

食べ過ぎて余った糖は、中性脂肪に変換されて体に貯蓄されます。

その一方で脂肪として取り入れた油も、やはり体に蓄積されます。

こちらも〝非常用エネルギー〟として使われるのですが、糖質を絶えず補給している限り、いつまでも消費されることはありません。

こうして肥満が起こるのですが、その原因は脂肪よりも、糖質の取り過ぎにあることは明らかでしょう。

油の中でもバターは飽和脂肪酸として安定し、熱にも強い、優れた食品なのです。熱料理や炒め物などには、一番安全で使いやすいでしょう。

▼「グラフフェッドバター」を超える究極のバター

近年、バターで特に注目を浴びているのが、牧草牛の乳からつくられた「グラスフェッドバター」というもの。

しかし、さらに上質な「今、一番身体にいい油」とされるのが「ギー」というものです。

これは、**バターの上澄み液に含まれるカゼインというタンパク質を取り除いたもの**を指します。カゼインには、それを食べるとアレルギーを起こすため、より〝ホルモンタンク〞を消費するリスクを少なくしたのが、「ギー」というわけです。

ギーの見た目はバターと変わりませんが、室温が少し上がっただけで溶けてしまう性質があります。

もともとインドやスリランカでは、アーユルヴェーダなどで使われていたくらい神聖な食品とされているものです。

ギーの効果に関しては、なんと20年以上前の１９９７年にすでにインドのモニーレック病院リサーチセンターが１９８２名を対象に研究をしています。それによればギーを食べていると、心臓血管病のリスクが軽減したということです。

そして、牧草牛からとった「ギー」も、「グラスフェッドギー」として販売されています。

もう1つ注目されているのは、やはり飽和脂肪酸であるココナッツオイルの一種でもある「MCTオイル」です。これは、ココナッツオイルから、脳の疲れを一気にとると言われる中鎖脂肪酸だけを搾り取ったもの。

私は毎朝、コーヒーや紅茶にティースプーン1杯の「グラスフェッドギー」と「MCTオイル」を入れて飲むようにしています。

味はバターコーヒーのように感じますが、これだけで1日の脳のストレスを乗り切れます。

どんな栄養ドリンクよりも健康的で、効き目はある飲み物です。

脳の疲れをひどく感じる人は一度試してください。

パクチーで重金属をデトックス

▼日本人は水銀で疲労をためている

ＥＰＡ（エイコサペンタエン酸）やＤＨＡ（ドコサヘキサエン酸）などの魚に含まれる油も、体にはいいとされているものです。

ＥＰＡは魚のほか、亜麻仁油やえごま油にも含まれ、血管を拡張し、心臓病の発生率を低くする効果が知られています。

ＤＨＡは脳の認知機能の一部（記憶力、注意力、判断力、空間認識力）を維持することが報告されています。

これらの機能を考えれば、両者とも脳疲労やもちろん、身体疲労にも効果を発揮することは確かです。

だから魚というのは、摂取できるタンパク質も含めて、いい食品であることは間違いありません。

ただ、気をつけなくてはいけないのは、魚が体内に取り込んでいる「重金属」です。

特に日本人が気にすべきは、知らず知らずに摂取している水銀の毒性です。じつは**日本人は他の国の人々に比べ、体内の水銀が多い傾向にある**というデータがあります。

これはマグロなど、日本人が好んで食べる魚に多く含まれるためで、実際私自身も自分で調べたら、基準値以上の水銀が体内で検出されました。

中毒レベルではないにせよ、これを除去するためには〝ホルモンタンク〟が使われます。

▼キーワードは「アブラナ科」の野菜

そして、水銀を含む重金属を体から取り除くには、薬品を使う場合、かなりお金がかかります。

そこで、もっとも手軽に体から重金属を取り除いてくれる食物をご紹介しましょう。

それはアブラナ科の野菜です。

アブラナ科の野菜とは、代表はブロッコリーとカリフラワー、パセリやセロリ。

また、一番効果があるのは、エスニック料理や韓国料理で使われる**「パクチー」**と言われています。

メキシコのファアレス大学が中心となった研究では、乾燥粉末にしたパクチーで、実験したところ、鉛を排出する効果があると報告しています。

クセがあって苦手な人もいるかもしれませんが、抗酸化力も非常に高く、体内の毒をよく排除してくれます。

とくに魚料理をよく食べる人は、パクチーやアブラナ科の野菜も一緒に食べるようにするといいでしょう。

抗酸化力バッチリの発芽野菜

▼活性酸素の除去に大活躍

脳疲労の原因の1つに、活性酸素の蓄積があります。

活性酸素の除去のために〝ホルモンタンク〟が使われすぎてしまって、枯渇してしまっているからです。

もちろん、これは身体疲労も同じで、症状のひどい人にはビタミンやミネラルなど、まずは活性酸素除去のために、抗酸化物質のサプリメントを飲んでもらいます。

そのほかに今、抗酸化力の高い食品として注目されるものに「発芽《はつが》食品」があります。

「発芽」というのは、文字通り芽が出ているということ。もやしをイメージしていただければいいでしょう。

植物の成長過程の中で、発芽した瞬間というのは、もっとも栄養が凝縮しているときです。

成長のためにビタミンやミネラルも豊富に含まれるので、ストレスが多い人には、てっとり早くホルモンを生成してくれる、最も理想的な自然の食品になるのです。

▼栄養だらけの「スプラウト」

発芽食品で現在、一番いいとされているのは、「ブロッコリー・スプラウト」と「ガーリック・スプラウト」です。

最近では、一般的なスーパーでも見かけるようになっています。

ブロッコリー・スプラウトは、見た限りでは「かいわれダイコン」にそっくりの野菜ですが、**ブロッコリーに入っている「スルフォラファン」という抗酸化物**

質が、かいわれダイコンの7倍と言われます。

実際、2016年には中国の吉林大学第一医院とアメリカのルイビル大学の共同研究では、ラットに3ヶ月ブロッコリースプラウトを与えたところ、心筋症の発生や心臓の酸化ダメージ、そして炎症を抑えたと報告されています。

また、ガーリック・スプラウトもガーリックそのものより栄養分が高く、**鉄などのミネラルが10倍近くある**といいます。

この2つの野菜は、脳疲労だけでなく、身体疲労の対策にもなりますから、ぜひオススメのものです。

ストレス解消に飲んでいい酒・悪い酒

▼ワインは抗酸化作用も高いが糖分も…

身体疲労には悪い影響を与えるものでありながら、ブルーゾーンに住む人々が上手にたしなんでいるのが、お酒です。

寝る前にアルコールを摂取すると、眠りが浅くなってしまいますが、それ以上に、アルコールは生物にとっては〝毒物〟であり、摂取したら肝臓で除去をする必要が生じます。

アルコールを除去する以上、そこにエネルギーが使われますから、身体には疲労が起こる。

だから、疲れた体をお酒で癒すのは、基本的にはあまり勧められないわけです。

ただ、お酒にも、体にいい面はあるのです。

よく知られているのは、赤ワインの効果でしょう。

赤ワインに関しては、「フレンチ・パラドックス」という言葉がよく言われます。

フランス人は赤ワインを日常的に飲む習慣があり、ディナーのときはもちろん、昼間から飲んでいることも多いわけです。

なのにフランス人は、他の国と比べて、心臓病の発生率が少ないというデータがあるのです。

2006年にポルトガル、コインブラ大学の研究で、赤ワインにはポリフェノールのほかに、「レスベラトロール」や「ケルセチン」といった抗酸化物質も含まれていることがわかりました。

抗酸化物質は、ビタミンやミネラルと同じで、〝ホルモンタンク〟の働きを助けてくれます。

ですからポリフェノールの効果と合わせれば、ストレスを除くのには二重の効果が発揮されるわけです。

問題はワインには、糖分が多く含まれていること。

そのことを考えれば、脳疲労から体を癒すのに、もっと相応しいお酒があるように私は思います。

▼一人酒はストレスだらけ？

疲れに対して、一番いいお酒が何かといえば、私がおススメするのは「焼酎」です。

焼酎は「蒸留酒」に当たりますから、糖分は入っていません。

同じ蒸留酒にはウイスキーがありますが、こちらはアルコール度数が高くなりますので、焼酎のほうが体に負担はかかりません。

さらに焼酎の飲み方として、お湯で割って梅干しを入れたり、サワーでレモンを絞って入れたりすれば、クエン酸やビタミンも摂ることができるわけです。

しかし「脳疲労の対策」で考えるなら、お酒そのものの効果より、「お酒を飲む」という行為自体で、どれだけのストレスを解消できるかが重要でしょう。

先のブルーゾーンの人々を見れば、ほとんどは「お酒を飲む」という機会を、皆で楽しくコミュニケーションを取る場として活用しています。

つまり、楽しい仲間と、楽しく会話しながら、楽しいお酒を飲む。

そんな体験を日常に取り入れるからこそ、ストレスは癒され、脳に負担がかからないのです。

逆に「イヤなことを忘れたい」と1人で延々と深酒をしたり、お酒の場を愚痴を言う場のように活用するのでは、決して「癒しの機会」にはなりません。

あるいは前章で述べたように、「眠れないから」という理由でお酒を飲むのも、同じことです。

ただストレスを忘れるためのお酒では、酔いが冷めたあとに、またストレスが戻ってきます。

これではどんなにお酒を飲んでも毒を入れるだけで、脳疲労の回復にはまったく結びつかないでしょう。

ストレスを発散する「第3の場」

ですからストレスを感じている人は、気の合う人と会って、楽しくお酒を飲むのはいい。

そういう相手が見当たらなくても、機会をつくってみれば、楽しめるかもしれない。

別に特定のだれかと友人になるわけでなく、家でもなく、仕事仲間でもない「お酒を楽しめる第3の場」さえつくればいいのですから、難しく考える必要はないでしょう。

けれども長時間にわたって飲むようなことはせず、楽しい気持ちの余韻を残しながら早めに切り上げ、あとは眠るまでの時間をリラックスして過ごすのが一番いいと思います。

食べ物の消化や、アルコールの解毒は、意識していなくても、脳が指令して実行している生理活動です。

ですからその間に眠っても、脳はストレスをとることにエネルギーを使えません。

消化や酵素に必要なのはだいたい2時間とされていますが、その間はあまり頭を使わず、脳をそちらの仕事に専念させてあげるのです。

そのあとで眠れば、脳はその日の疲れを自分で癒していきます。

やはり脳疲労にとって一番いいクスリは、アルコールではなく、休息なのです。

そのことを理解したうえで、脳にムリをさせないのであれば、お酒は十分にストレス対策の秘薬となるでしょう。

column 4

アロマ＋アンカリングでいつでもリラックス

嗅覚情報の「香り」も、上手に活用すれば、脳疲労を癒してくれる効果を期待できます。むろん、その効果は、皆さんもよく体験しているでしょう。お香を使った「アロマテラピー」などは典型です。

ラベンダーの香りで落ち着いたり、オレンジの香りで元気が出たり、ミントの香りで眠気をとって集中力を高めたり……ということは、実践している人も多いのではないでしょうか。

実際に私の病院でも、ラベンダーの香りを病院の中にまいています。

これは脳疲労にも効果的で、患者さんのイライラを抑えてくれる効果があります。どうしても病院は待ち時間が長くなったりしますから、この香りは気持ちを落ち着けていただくには最適なわけです。

アロマがおススメなのは、香水や香料と違って化学物質が含まれず、自然のものでつくられているから。

一方で、化学物質の臭いは、それほど意識していないとしても、やはり脳にストレスを与えていきます。

だから都会に住んでいる人であれば、効果的な香りを使うことが、生活環境を疲れない場にしやすいことは間違いないでしょう。

アロマそれぞれの効果は、購入するときに説明を見ればわかると思います。

また意外にも、ターメリックなどの香辛料の香りにも疲れをとる効果があります。

「香り」に関しては、たとえば好きな香水をハンカチにつけておき、疲れたときにそれを嗅げば元気が出る……といった話もよく聞かれます。

もちろんラベンダー系の香水であれば疲れを癒す効果とともに「アンカリング」という心理効果も加味されているためです。

アンカリングというのは、「この香りを嗅ぐと、気分がよくなる」という関連づけが脳で行なわれていること。

たとえば、いつもリラックスしている場所でその香りがしている。

あるいは、いつも恋人がその香水をつけていて、楽しい気分と香りがセットになっている……。

すると香りを嗅ぐだけで、その気分を脳が思い出し、感情を落ち着かせるわけです。

ということは、香りに限らず、「それをするとリラックスする」という行為を脳にアンカリングすれば、ストレスを感じたときすぐに心を落ち着かせ、脳疲労を予防することができます。

いつもリラックスしているときに、胸のところで両手を握るようにしている人であれば、ストレスを感じたときにも、同じように手を握ることでリラックスすることができるでしょう。

軽くストレッチなどをしたり、スマホに保存している画像を見たり、シュガーレスで人工甘味料も入っていないタブレットを口にしたり、好きな音楽を聴いたり、お気に入りのカフェなどに行ったり……。

「自分にとってリラックスできる行為」を一つつくっておけば、アンカリングによって瞬時に疲労回復する「暗示」のようなものができるわけです。

ただし、アンカリングが有効なのは、軽い脳疲労だったり、小さなイライラが起こっているときだけ。

身体への疲労を感じてきたら、なかなか暗示だけでは疲れがとれない場合も出てきます。

「いつもの行為をやっても、なかなか疲労感が抜けない」という状況になったら、やはり実際に抗ストレスホルモンに効果がある、別の方法を試していったほうがいいでしょう。

第5章

コレはどっち!? 疲れがたまる生活・なくなる生活

Q 1 「スタミナにはやっぱり焼き肉？」

A

疲れのたまる牛肉より、ラム肉、鳥ムネ肉を。

〝ホルモンタンク〟消費量

↓

−2

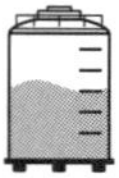

スタミナ定食、焼き肉、トンカツ、ステーキ……と、疲労がたまったときにスタミナ回復の策としてよく食べられるのは、何といっても肉料理だと思います。

これは決して、間違ったことではありません。

ビタミンBのほか、何といっても肉には、タンパク質が多く含まれていることが疲れに効く要因です。

タンパク質が重要な理由は、**抗ストレスホルモンであるコルチゾールも含め、すべてのホルモンはタンパク質でできているからです。**

タンパク質を積極的に食べることは、抗ストレスホルモンに転換する材料を増やし、〝ホルモンタンク〟を貯めていく大切な習慣なのです。

しかし、肉を食べても、疲れに効く場合と、効かない場合というのが、当然のようにあります。

それが顕著に表れるのは、じつは一番スタミナ回復に効きそうな「牛肉」なのです。

疲れていてタンパク質を消化する酵素の分泌が悪くなっていると、脂質とタンパク質の多い牛肉は消化しきれません。年を取ると「焼き肉のカルビで胃がもたれる」といったことが起こるのは、加齢で酵素の分泌が低くなっているからです。

さらに牛肉を育てる過程で急速な成長を促すホルモン注射が使われていたりすると、その成分は直接肉の脂質に溜まります。

それらは食べたときに異物として身体が反応してしまい、タンパク質が十分に摂れなくなるわけです。

もし牛肉を食べるなら、最高品質として、いま最も注目を浴びている「牧草牛」のものがベストです。とくにニュージーランド産の肉は、脂質に余計なものが含まれないのでいいでしょう。

ただし、なかなか手に入らない場合もあるかと思います。

もう少し手軽なお肉では、ラム肉です。

ラム肉には「カルニチン」という成分が多く含まれ、脂肪燃焼効果が高く、エネルギー効率がいいという特徴があります。

食べてからのホルモンへの転換も早く、疲れに対しては糖分のような即効性を期待できるわけです、

そして、最も入手しやすい、身近な「疲労回復肉」は、実は「鳥ムネ肉」です。

鳥ムネ肉には、「イミダゾールペプチド」という疲労回復物質がほかの肉と比べ、2~3倍も多く含まれているとして、大変関心を集めています。

たとえば、渡り鳥が長い距離を飛んでいけるのは、この物質のお陰とされています。

イミダゾールペプチドは、動物の最も酷使する部分に多いのが特徴です。鳥以

外にも、マグロやカツオの尾びれ部分にも多いことが確認されています。

3ヶ月摂取した結果、脳の萎縮《いしゅく》が抑制された報告もあり、脳疲労も抑制する効果もあると考えられています。

さらに肉のほか、大豆などの植物性タンパク質も、疲れに対する効果はあります。

豆腐や納豆やソイフードなど、ヘルシー料理としてはこちらのほうがお馴染みでしょう。

Q2 「疲れた時には、チョコがいいんじゃ…？」

A 苦いくらいのチョコなら回復効果があり

〝ホルモンタンク〟消費量
↓
−4

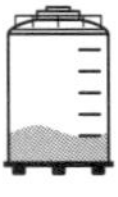

「疲れてくると、どうしてもチョコに手を伸ばしてしまう」

こうした悩みは、とくに女性は多いでしょう。

こちらは多くが糖分によって分泌される「幸せホルモン（ベータエンドルフィン）」を欲しているからで、ダイエットの敵であるばかりでなく、疲れない体質をつくるためにも悪い習慣となります。

ただ、それはチョコレートに含まれる砂糖の性質によるもので、チョコそのものには優れた疲労回復効果があるのです。

この疲労回復効果は、カカオによってつくられる「ＢＤＮＦ」というタンパク質によるもの。

これは３章でご説明したものと同じものです。

カカオに含まれる「ＢＤＮＦ」の効果は、２０１３年にイタリアのラクイラ大学の研究で明らかになりました。

ただ、**砂糖がふんだんに使われているミルクチョコレートだと、ＢＤＮＦの効果より糖分の「幸せ偽装効果」が勝ってしまいます。**

すると、疲れはたまる一方で、〝ホルモンタンク〟はどんどん使われていってしまいます。

ですから、どうしてもチョコで疲労回復をしたいなら、**カカオが80パーセント近く含まれる、純度の高いダークチョコレートを食べるようにするといいでしょう。**

残念ながらダークチョコレートにはほとんど甘みもなく、むしろ味は苦みに近いかもしれません。

ただ、慣れてくればカカオそのものの味を堪能することができます。

ダークチョコレートは日本の大手チョコレートメーカーでも販売しており、通販などで購入することも可能です。

疲れたなと思ったら、小さなものを一枚食べる程度で十分でしょう。

疲労のほか、高血圧予防や美肌効果も期待できるとのことなので、甘いものに依存する人は、こちらへ切り替えていくようにしてください。

Q3 「野菜は毎日食べてるから大丈夫！」

A 毎日同じ「色」の野菜だと効果が下がる

〝ホルモンタンク〟消費量

↓

-1

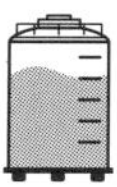

疲れたときにいい食べ物といえば、ニンニクが代表格になるでしょう。

ニンニクには糖分を食べたときに腸内で起こる炎症を抑える「抗炎症効果」という働きがあり、通常、これは〝ホルモンタンク〟が使われるプロセスですから、**ニンニクが炎症抑制を肩代わりしてくれるぶん、〝ホルモンタンク〟は疲労回復に専念できるわけです。**

つまりニンニクは抗ストレスホルモンの浪費を防ぐ野菜なのです。

そして、同じ効果を発揮するものには、ショウガやシナモンがあります。

それにカレーに使うターメリックなどがあります。

ただ、野菜に含まれるビタミンやミネラルには、最初に述べたようにホルモン自体を生成する働きがあります。

また、**ビタミンやミネラルのような抗酸化物質には、カカオのように「BDNF」を生成する効果もあるのです。**

したがって野菜というのは、全般的に「疲れ」には効く。

しかし、同じ抗酸化物質を食べ続けていると、効果はだんだんと落ちてしまう欠点があります。

2017年、韓国のソウル大学校医科大学は、様々な色の野菜を食べると直腸癌のリスクが減ったと報告をしています。

だから私がおススメしているのは、「レインボーダイエット」というもの。

あたかも虹のように、毎日色の違う野菜に切り替えて食べていくわけです。

1日目…ムラサキキャベツ（アントシアニン）
2日目…橙色のニンジン（ベータカロテン）

3日目…白いタマネギ（ケルセチン）やダイコン（イソチオアセネート）
4日目…緑のブロッコリー（スルフォラファン）
5日目…赤いトマト（リコピン）

こんなふうに毎日、違う色の野菜を重点的に食べていくのが、「レインボーダイエット」です。

色ごとの野菜の効果を簡単に説明すると、白い果物と野菜（主にリンゴと洋ナシ）は脳卒中のリスクを下げると、２０１１年、オランダのワーニンゲン大学は報告をしています。

また、２０１３年、イギリスのイースト・アングリア大学が、４０５人を対象に彼らの健康について、18年間の追跡調査を行った結果、アントシアニン（植物の紫色の成分）で心筋梗塞リスクが68パーセントにまで減ることがわかったのです。

ただし、トマトやニンジン、あるいや芋類やレンコンなどの根菜は、糖分も多い野菜ですから、食べ過ぎないように注意することも必要です。

Q 4 「果物ならなんでも疲労に効いてる気がする」

A ビタミン豊富だが、〝果糖の罠〟が潜んでいる

〝ホルモンタンク〟消費量

↓

-4

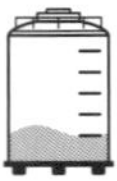

「疲れたときにフルーツがいい」という声はよく聞きます。

代表的なのはレモンなどの柑橘系の果物ですが、確かにビタミンやミネラルが豊富に含まれますので、サプリメントや野菜と同様、〝ホルモンタンク〟を増やす作用はあります。

ただ全般的に、果物は糖分が多いのが問題です。

「果糖なら砂糖と違っていいだろう」と言われていたこともありますが、作用はあまり変わりません。

だから体に蓄積されるだけでなく、燃焼するためにエネルギーを使うことになり、疲労も回復されていきません。

とくにモモやブドウなど、甘い果物というのは、ほとんど「お菓子」と考えてもいいくらいです。

ですから食べ過ぎないほうが、疲れにくい体質をつくるにはベターでしょう。

それでも果物の中で疲れに効くものをあげるなら、**何といっても一番は、ブルーベリー**でしょう。

ブルーベリーは活性酸素を除去する抗酸化効果が高く、また繊維が含まれているため、血糖が上がりづらい特徴を持っています。

抗酸化力の指標となる「ORQC値」というものがありますが、米国農務省によれば、100グラムあたり9019と高い値を示します。

ポリフェノールの抗酸化力で自慢のブドウが1764ですから、ずいぶんと大きな差です。

ですから日常的に食することで、疲れにくい体質をつくるには効果的です。

一番いいのは、無農薬の冷凍ブルーベリーを購入することでしょう。こちらは大手通販サイトでも500円くらいで手に入ります。

また、ドライフルーツでもブルーベリーを食べられますが、その場合は砂糖が添加されていないかチェックしてから買いましょう。

Q5 「コーヒー、エナジードリンクで徹夜もへっちゃら！」

A 〝ホルモンタンク〟を絞り切る悪魔の飲み物

〝ホルモンタンク〟消費量 ↓ −5

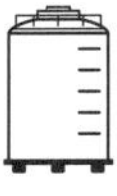

「疲れからくるストレスでイライラしてきたら、コーヒーで落ち着く」

そんな人も多いでしょう。

ですが、コーヒーで心が落ち着くのは、快感に結びつくホルモン「ドーパミン」が脳内で再吸収され、ドーパミンレベルが低下するのを防ぐ作用をもたらすので、幸せな気分にもしてくれます。

実はこれはコカインと同様の効果で、その度合いが低い、というだけです。

結果として、「疲労感」だけは消えて実際の疲労は残る、という事態になります。

そうすると、無理に〝ホルモンタンク〟を絞ることになりますから、**一時的にはリラックスできても、長期的には疲労を増幅させることになります。**

また、カフェインによって、脳が疲れを一時解消することを覚えてしまうと、「もう、やめられなくなる」という依存作用もあります。

コーヒーというのは疲れをとる飲み物としては、やはり適性ではないと言わざるをえないでしょう。

ただし、コーヒーの中のカフェインには、「ポリフェノール」という、健康的に心身をリラックスさせる物質も含まれています。

2015年にハーバード大学公衆衛生大学院の研究グループは、1日に3～5杯のコーヒーを飲んでいる人は、心疾患や神経疾患、あるいは自殺による死亡リスクが低くなるという研究成果を発表しました。

つまり、「疲れたから必ずコーヒーを飲む」ということでなく、**「日常のブレイ**

クタイムにたまにはコーヒーでリラックス」という飲み方であれば、こちらはむしろ疲れにくい体質をつくるのに効果的というわけです。

もちろんコーヒーのリラックス効果も、ブラックで飲んでこそ。

砂糖を大量に入れたのでは、そちらの害が多くなります。

とくに「砂糖飲料」と言っても過言ではない、缶コーヒーの類いは論外です。

コーヒー以上に大量のカフェインを含んでいるのが、いわゆるエナジードリンクと呼ばれているもの。

疲労回復のための飲み物として、ごく一般的に売られている飲料の大半がこれに該当します。

カフェインによる即効性がありますから、夜遅くまで働いている人、また肉体を酷使している人には、疲労を乗り切る手段としてエナジードリンクに頼っている人も多いかもしれません。

ハッキリ言ってしまえば、これは非常に危険な行為です。

慢性的な疲労を抱えている場合、どうしても疲れた体を動かさなければならない事情があったとしても、できればエナジードリンクに頼ることはやめるべきと思います。

どうしてかといえば、エナジードリンクのカフェインは非常に強力で、枯渇している〝ホルモンタンク〟を絞りに絞って、一時的にでも幸福感や、疲れを乗り切る活力をつくり出します。

そのぶん反動は大きく、普段飲んでいないときは、とことんエネルギーが落ち込み、まるで動けなくなるくらいに疲れがリバウンドしてしまうわけです。

やがてホルモンを絞りきって、エナジードリンクを飲んでも、もはや効かなくなるでしょう。

だからエナジードリンクに依存している人は、重度の副腎疲労や重度の脳疲労になってしまう可能性が高いのです。

実際、日本でもアメリカでも、エナジードリンクの飲み過ぎで、子供から大人まで年齢に関係なく亡くなってしまう痛ましい事故も起こりました。

「でも、エナジードリンクには、たくさんの栄養が入っているのでは？」

そう質問される人も多いのですが、それは間違いです。

確かに成分表を見れば、ビタミンやミネラルは含まれているし、朝鮮人参のような漢方系の薬草が使われている飲料もあります。

けれどもたいてい、それらは微々たるもので、実はほとんど**「砂糖水にカフェインを加えたもの」**です。

だから疲れがとれる効果は、別に疲労回復をしているわけでなく、ほぼ糖質とカフェインによる「幸せ偽装効果」で、疲れをごまかしているに過ぎません。

これを飲むのであれば、ノンカフェインの清涼飲料水やお菓子を食べたほうが、まだマシでしょう。

Q 6

「お米って、やっぱり食べると元気になる」

A

脳がニセモノの「幸せ」に騙されているだけ

〝ホルモンタンク〟消費量

↓ −3

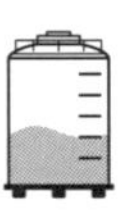

「今日は疲れた〜」といって、お米をたくさん食べる。カツ丼に、牛丼に、カレーライス、文字通りの力うどんまで……。

日本人はお米が大好きですから、たくさん食べたくなる心理はわかります。たとえば激しい運動をしたあと、「お腹が空いた〜！」と、お米をおかわりしてまで食べるのは間違いでありません。

運動で疲れたときの肉体は、相当な低血糖に陥っています。

それはすぐ回復させる必要がありますから、炭水化物の塊であるお米を食べるのは効果的なのです。

しかしながら、「疲れたので、ご飯をたくさん食べる」という行為は「運動したあとの低血糖を補う行為」とイコールではありません。

通常の白米は、「精製炭水化物」と呼ばれる穀物で、食べた時点ですぐ分解されて糖に変化するのが特徴です。

すると、甘いものを食べたときと同様に、脳内で幸福感を偽装してくれるベータエンドルフィンが分泌されます。

つまり、「疲れやストレスを忘れさせてくれる」ということになり、依存症のようにお米を食べてしまうのが現実なのです。

すでに述べたように、糖質で疲れをごまかす習慣は、〝ホルモンタンク〟に負担をかけ、結果的に慢性的な「疲れ」を引き起こします。

メタボの原因ともなり、代謝にエネルギーがかかるぶん、疲労はさらに増えてしまいます。

もちろん、だから「お米を食べないようにする」というのでは、大好きな人にとってストレスを増やす結果になるでしょう。

これはお米に限らず、パンや麺類でも同じことですが、同じ穀物でもＧＩ（グリセミック・インデックス）と呼ばれる、血糖の上がりやすさを示す指標の低いものを選ぶだけでも変わってきます。

たとえばお米であれば玄米、白色のパンよりは全粒粉のパン……などと、少しずつでも切り替えていくことで、疲れがたまる体質は変わっていくでしょう。

Q7 「牛乳や豆乳で疲れが取れるって聞いたけど?」

A 悪くはないが、炎症を起こす可能性も

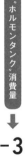

〝ホルモンタンク〟消費量

↓

−3

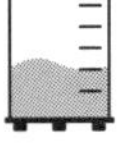

牛乳や豆乳というのも、一般的には「体にいい」とされる飲み物です。

ただ、牛乳には、育て方によって有害物質が入ることもあれば、アレルギーのもとになる「カゼイン」という物質や、リンも多く入っていたりします。

豆乳も日本人には少ないのですが、やはり腸で炎症を起こすアレルギーのもとになる物質が入っています。

もちろん、豆乳にもタンパク質などの栄養素が含まれてはいます。

しかし「疲れ」という観点から見れば、〝ホルモンタンク〟を多く消費する飲

み物である可能性も高く、どうしても疲労回復の妨げにはなりがちなのです。

ですから一番いいのは、現在「第三のミルク」と呼ばれている「アーモンドミルク」でしょう。

文字通りこれはアーモンドでつくった豆乳のようなもの。

ですが、**コレステロールゼロでカロリーが低いうえ、ビタミンEなどの抗酸化物質も多く含んでいます。**

最近はスーパーでも売られるようになりましたので、試してみるといいかもしれません。


もちろん身体疲労に効く飲み物はあります。

その1つがハーブティーです。

カモミールティーやルイボスティー、またペパーミントティーなどは、カフェインもなく、心身をリラックスさせる効果があります。コーヒーよりもずっと疲労を回復させるでしょう。

一方で、果物のジュースというのは、果物から食物繊維を取り除いて、糖分ばかりを凝縮させたようなもの。

飲んだら血糖が一気に上がりますので、基本的には疲れに逆効果です。

ただ純粋な野菜ジュースであれば、肝臓の解毒作用を高め、〝ホルモンタンク〟の疲労回復効果を助けてくれるので効果的です。

とくに青汁に使うケールやセロリ、パセリやビーツに加え、炎症を抑えるショウガが入っていれば疲れにはよく効きます。

むろん、それだけではかなり飲みにくいジュースになってしまうので、リンゴなりバナナなりを少しだけ入れれば、飲むことが苦にならないでしょう。

ジュースは通常のジューサーでなく、スロージューサーという機械を使えば、空気の混入が少なく、摩擦熱も発生しないので、食材が酸化しにくく、酵素も壊さずに摂取できます。

Q 8 「1日3食が健康的なサイクルだと思う」

A たまにプチ断食しないと、疲れがたまります

"ホルモンタンク"消費量

↓

−4

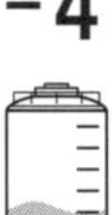

食事法については、1日3食にすべきか、それとも朝ご飯は抜くべきなのか、という話があります。

最近は糖質制限のダイエットも盛んですから、「1日2食で抑えられるなら、そうしたい。でも、そうすると午前中に疲れてしまうから、やはり朝ご飯はちゃんと食べている」という人もいらっしゃるでしょう。

けれども、その考え方は正しくありません。

私たちが何かを食べると、そのあとは食べたものを消化しなければなりません。

そのためには当然、生命活動に使っているエネルギーを、消化に注ぎ込まねばならないのです。

一方で、私たちは毎日の生活からストレスを感じ、それを〝ホルモンタンク〟を絞ってエネルギーも生成しています。

吸収された血糖値の上昇、脂肪分解、タンパク質分解など、消化されたものをエネルギーに変える働きが、抗ストレスホルモンにはあるのです。

しかし、**消化とストレス除去のどちらが優先されるかといえば、食べたものの消化が優先されます。**

結果、〝ホルモンタンク〟はエネルギー生成にばかり働いてしまって、ストレスが除去されず、疲れがいつまでも残ってしまいます。

これは風邪をひいた場合でも同じことです。

ときどき「ちゃんと食べれば風邪なんて治る」と、ふだん以上にガッツリ食べる人もいますが、これは間違い。

人間の体には自己修復機能があり、ウィルスなどが入れば、本来は自分の体でやっつける自浄作用が働きます。

ところがご飯を目一杯に食べたりすると、自浄作用に使うはずのエネルギーを、どうしても消化に回さなければならなくなるのです。

それでは体が治療に集中できません。

だから風邪をひいたときは、栄養はおかゆなどの消化のいいものを少量だけにして、あとは極力食べずに、寝ていたほうがいいわけです。


現代人の食事メニューであれば、たいていの人の体には、もはや1日では使いきれないいくらいのエネルギーが蓄積されています。

その分量を消化や燃焼に回さなければいけないから、私たちの体はストレスの除去に集中できない。

つまり、**「食べることにエネルギーを使い過ぎるから、疲れてしまっている」**というのが本当のところなのです。

だから私は、疲れがとれないという人に、「インターミッテント・ファスティング」というのをすすめています。

簡単に言ってしまえば、**「18時間のプチ断食」**ということ。

・夕食……18時〜19時ごろに食べる
・翌日の朝食…なし
・翌日の昼食…13時ごろに食べる

夕食から翌日の昼食まで食事をしないことで、約18時間になるわけです。その間なにも食べないのですから、当然、空腹感は出てきます。すると余計に疲れたり、イライラするのではないかと思うでしょうが、やってみれば意外に大丈夫なものです。人間の体は、1日くらい何も食べなくたって、絶対大丈夫にできています。

何か食べても、そのときは満足感があっても、すぐにまた疲労感を感じ、イライラしてくるのです。

「疲労回復のため」ということで、休日などに試すのでも構わないと思います。

最近は、「ファスティング」という言い方で、健康志向の人に断食が流行っています。

たとえば体にいいものばかりを食べているのであれば、消化に対しての炎症は、あまり起こりません。

しかし外食であったり、コンビニのお総菜のようなメニューが多いと、そこに含まれている保存剤などの添加物もどんどん体にたまり、私たちの体にはそれを排除するエネルギー負担もかかっているわけです。

これでは〝ホルモンタンク〟が、ストレスの除去に手が回らないのも当然でしょう。

「何も食べない時間をつくる」ということは、体に悪いものを取り込むのを一時中断し、メンテナンスに専念する時間をつくることを意味します。

だから「悪いものを出してしまう」という意味で、「デトックス＝解毒」という言い方がされるわけです。

疲れやストレスも、集中して排除されるべき「毒」と考えてみてください。

A

Q 9

「健康にものすごく気を使ってるから絶対大丈夫」

健康志向が強いほど、脳疲労になりやすい

〝ホルモンタンク〟消費量

↓

−5

健康志向の人やダイエットに熱心な人、あるいはベジタリアンの人というのは、「体にいい」ということをやっているから疲れ知らず……などと思ったら大間違いです。

なぜなら、その熱心さゆえに、逆にストレスを抱えて〝ホルモンタンク〟を浪費し、脳疲労に陥りやすい傾向があるのです。

栄養学の面でいえば、肉を控えている場合、そもそも摂取しているタンパク質の量が少ないことがあります。

「植物性のタンパク質を食べているから大丈夫だ」という人もいるのですが、絶対的なタンパク質の量は、やはり足りていないことが多い。

じつは**野菜だけで本当に健康的に生きている人は、「肉のタンパク質からつくられるアミノ酸を植物から生成できる腸内細菌を持っている」**という説があります。

腸内細菌・微生物分類学の第一人者、辨野義己《べんのよしみ》博士によると、パプアニューギニアのとある民族は、腸内に窒素やアンモニアを利用してアミノ酸の一種を生成する細菌を持っており、ほとんどサツマイモだけの食事でも筋骨隆々の肉体を維持しているそうです。

けれども、こうした特別な細菌をどれだけ持っているかは、人それぞれ。

だから「ベジタリアンは健康的」というポジティブな面に隠れて、実際は病気になってしまう人も少なくありません。

しかも健康志向が強いと、身体疲労や脳疲労の兆候が出てきても、「自分は体にいいことをしている」という意識が強く、なかなか他の意見を受け入れないことがあります。

あるいは肉などを食べたくなっても、「絶対にいけない」と我慢をしたり、たまに食べようものなら「健康に悪いことをしてしまったなあ」と後悔したり……。むしろこうしたストレスによって、〝ホルモンタンク〟が余計に使われてしまい、疲労を生んでしまう可能性もありえるのです。

さらに、健康志向が強い人は、完璧主義的な側面も持ち合わせていることが多いのです。

たとえば、仕事で失敗をしたときなどを想像してみてください。

「あー、どうしよう失敗しちゃった」といつまでもクヨクヨする人もいれば、「次からは気をつけよう」などと、切り替えの早い人もいます。

当然、後者はあまりストレスを感じないから、疲労にはなりにくい。

前者はいつまでも心がモヤモヤして、〝ホルモンタンク〟をどんどん使い尽くしてしまうわけです。

本書で紹介している知識でも、やはり受け取り方には気をつけてほしいところがあるのです。

糖分が悪いという話は、これまでも何度も出てきました。また、アルコールの飲み過ぎは心身を疲労させます。

たとえば結婚式の披露宴に招待されたとしましょう。

体によくないとされるお酒は、たっぷりと勧められますし、ケーキだって最後には出てきます。

すると完璧主義の人は、「お酒は適度にしないと、体を害するからダメだな」「ケーキは食べなきゃいけないけど、どうしようかな。

これでまた糖分が体に溜まるなあ……」なんて、妙にクヨクヨ悩んでしまうわけです。

そうしたクヨクヨがストレスとなり、積み重なってやがては疲労の原因になっていきます。

「まあ、今日は無礼講だからよし。明日は1日、お酒を飲まないようにしよう」

「縁起物だから。たまにはケーキだっていいじゃないか！」

そんな余裕を持つほうが、ストレスは抱えず、〝ホルモンタンク〟にも余計な仕事をさせず、結果として疲労になりにくいのです。

「ああじゃなきゃだめだ」「こうしなければいけない」と、とかく完璧主義で例外をゆるさない人は、脳疲労を非常に起こしやすくなります。

例外はいくらでもゆるし、自分に対して甘くなる……そうできる人になれれば、深刻な脳疲労に陥ることはほとんどありません。

同じように、がんばり過ぎてしまう人も、疲労には要注意です。

とくに男性で、責任感が強く、仕事を多くしょいこみがちな人。上司から命令されると「やらなきゃ」と思い、お客さんからの要望があれば、とにかく叶えようと必死に考える人。

もちろん仕事を成功に導くには正しいことでしょうが、**緊張状態で動くことが多くなり、身体疲労も強く出てくるようになります。**

当然ながら、同じようなことは女性のビジネスパーソンにも言えるでしょう。

ただ一般的には女性の場合、少しでも体の異状を感じたら、病院に来てくれるのです。

私の医院でも、疲労をうったえる患者さんには、圧倒的に女性が多くなっています。

当然、同じくらい、あるいは割合を考えればずっと多くの疲労感をうったえる男性ビジネスパーソンがいるはずなのですが、とくに中高年の人になると、「疲れなんてそのうちとれる」「今は仕事が忙しいから」と我慢してしまう人が多くなる傾向があります。

結果、脳疲労が深刻化してうつの症状が出てきたり、命に関わる身体疲労へとつながって、ある日バタッと倒れてしまうこともあります。

限界までがんばってしまうことの問題は、何より私自身が感じてきました。

私は人手が足りない医療の世界で、救急病院に20年勤めてきたからです。

当直が月に5～6回というのもザラ。

夜中に病院に泊まって過ごし、家に帰らずにそのまま日中の仕事をすることも普通でした。

同僚の医師もそんな状況で、責任感だけが体と気持ちを支えているのですが、どこかでモチベーションが途切れると、みんな「やってられない」と辞めていくわけです。

あまりに疲れていて診察中に眠ってしまい、「先生！」と診ている患者さんに起こされる医師もいました。

疲労から病気になる患者さんを、さらに疲労している医師が診ているのですから、そんな状況が健全であるわけがありません。

がんばってしまう気持ちはわかりますが、体を休めて、最善の結果を出せる状態に戻すのも重要な責任なのです。

column

5 疲れは、肥満の原因になる

「疲れている人ほど、太りやすくなる」

こう聞くと、「逆では……?」と感じる人もいるでしょう。

確かに〝ホルモンタンク〟の消費によって起こる副腎疲労の症状の1つに、「食欲がなくなる」というものはあります。

また、ストレスによって胃や腸に何らかの異常が起これば、食事を満足にとれなくなり、次第にやせ衰えていくことになります。

けれども疲労が蓄積した人に、肥満の傾向が見られる人は非常に多いのです。

太ってしまうのは、副腎疲労によって代謝が落ちることも原因にあります。

しかし、それ以上に多いのは、疲労によって糖質がほしくなり、つい食べすぎてしまうこと。

これが、いわゆる「ストレス太り」の一つの原因です。

疲れて糖分を食べたくなるのは、栄養が足りないわけでも、お腹が空くからでもありません。

先に述べたように、ベータエンドルフィンが分泌されることで、脳が手っ取り早い幸福感を求めることが根本的な理由です。

つまり、ストレスがかかっている状態というのは、頭の中が慢性的に幸せでない状態なのです。

だから脳はしきりに幸せを求めて、甘いものを欲しがってしまう。結果、カロリー過多になって、人はどんどん太っていきます。

やせるためには、この糖質を制限しなければなりません。

しかし、副腎疲労がひどくなっている人は、脳がほとんどガス欠の状態ですから、糖や炭水化物を取らないと、倒れ込んでしまうようなギリギリの状態にあるのです。

タンパク質や油分で代用できればいいのですが、これらはエネルギー変換されるのに時間がかかります。

すると疲労を抱えている人は、ダイエットをしようとしても、ほぼうまくいきません。

皆、そうしてダイエットを挫折すると、「精神力が足りない」「自分には無理なのかな」

と言うのですが、これは仕方がないことなのです。

人間の根本的な生存欲求が糖質を求めている以上、どんなにストイックな人でも、それに抗うことはできません。

しかし黙って太っていくのは見た目にも悪いし、成人病のような他の病気も招く。

ですからまずは疲労を取り除き、食習慣を変えることです。

そうすればダイエットだって、うまくいくようになります。

本作品は小社より二〇一八年三月に刊行された
『毎日のカラダが楽になる最高の疲労回復法』
を改題し、再編集して文庫化したものです。

杉岡充爾（すぎおか・じゅうじ）

1965年生まれ。千葉大学出身。医学博士。すぎおかクリニック院長。日本内科学会認定医、日本循環器学会専門医、日本抗加齢医学会専門医、日本医師会健康スポーツ医、日本心血管インターベンション治療学会専門医。千葉県船橋市立医療センターの救急医療に約20年、心筋梗塞などの生死に関わる治療に携わり、約10000人の心臓の治療にあたる。2014年5月より千葉県船橋市において「すぎおかクリニック」を開院。また、予防医学の点から、食習慣管理を中心に指導する「ヘルスコンサルティング」をエグゼクティブをはじめとした多くの人たちに提供している。

著書に『強い血管をつくれば健康になる！』（KKベストセラーズ）などがある。

だいわ文庫

「すぐ疲《つか》れる」が治《なお》る本《ほん》

著者　杉岡充爾《すぎおかじゅうじ》

二〇二〇年一一月一五日第一刷発行

発行者　佐藤 靖

発行所　大和《だいわ》書房

東京都文京区関口一―三三―四 〒一一二―〇〇一四

電話 〇三―三二〇三―四五一一

フォーマットデザイン　鈴木成一デザイン室

本文デザイン　福田和雄（FUKUDA DESIGN）

編集協力　中川賀央

企画協力　ランカクリエイティブパートナーズ

本文印刷　信毎書籍印刷

カバー印刷　山一印刷

製本　小泉製本

ISBN978-4-479-30842-3

乱丁本・落丁本はお取り替えいたします。

http://www.daiwashobo.co.jp